스포츠의학으로 읽는 발의 과학

족부 질환 예방과 발 운동의 모든 것

스포츠의학으로 읽는

발의

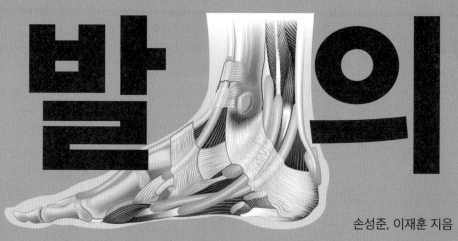

손성준, 이재훈 지음

The Science of Podiatric Sports Medicine

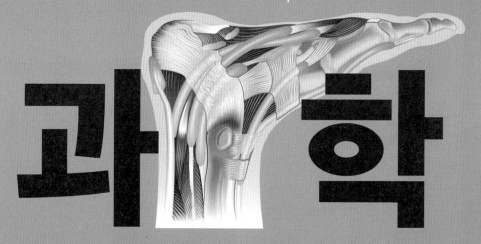

과학

재활·교정·트레이닝 전문가를 위한
발 박사의 생체역학 기반 건강 솔루션

현익출판

추천의 글

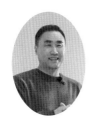

현대인의 근골격계 문제가 발의 변형 및 기능 이상과 무관하지 않다는 연구와 임상 전문가들의 견해가 적지 않다. 이토록 중요한 발의 과학에 관해 생체역학자이자 재활 전문가인 손성준 교수와 족부 스포츠의학 전문가인 이재훈 박사가 상세히 설명한 이 책을 통해 인생을 더욱 건강하게 살 수 있는 비결이 많은 독자에게 전달되길 바란다.

홍정기 교수(차의과학대학교 스포츠의학대학원 원장)
dr.hongjunggi_official

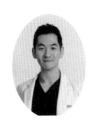

족부 건강을 스포츠의학적으로 해석한 이 책은 단순한 해부학적 설명을 넘어 우리 발의 구조와 기능이 인체 전반에 미치는 영향을 통찰력 있게 풀어낸다. 또한, 발에 관한 이해를 새롭게 재정립하고, 일상 속 건강한 발 관리의 중요성을 일깨워 준다. 의료계 종사자, 운동 전문가, 그리고 자신의 발 건강에 관심이 있는 모든 독자에게 유익한 지침서가 될 것이라 확신한다.

방형식 박사(고도일병원 정형외과 전문의)

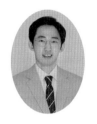

이 책의 가장 큰 장점은 정렬, 관절, 근육, 감각 수용체, 신경, 피부, 부하, 균형 능력, 보행 등 다양한 관점에서 발을 바라본다는 점이다. 발에 문제가 생겨서 의사를 찾아가면 어떤 의사는 발을 변형 관점에서 보고 수술 필요 여부를 판단하는 데 집중하는가 하면, 어떤 의사는 통증에 집중해 어떤 치료가 필요할지를 판단하는 데 집중한다. 만약 물리치료사나 운동 전문가를 찾아간다면 적합한 운동을, 신발 가게나 인솔 업체에서는 적절한 보조구를 고민할 것이다. 이렇듯 똑같은 발이라도 어떤 전문가를 찾느냐에 따라 중점적으로 고려하는 부분이 다르기에 특정 관점으로만 판단하게 되는 경우가 흔한데, 이 책은 앞서 언급한 거의 모든 분야를 전반적으로 아우르고 있기에 발 문제가 있는 독자들에게 통합적인 관점에서 큰 도움이 되리라 확신한다.

송진욱 의사(아이레그플러스의원 원장)
nugi_song

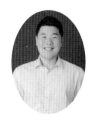

제2의 심장, 발! 건축에서 기초 공사가 가장 중요하듯 인체에서는 발이 가장 중요하다. 인간의 몸에서 하루 종일 가장 많이 움직이며, 넘어지지 않게 균형을 잡아 주고, 가장 큰 부하를 받지만 우리는 그에 비해 발을 소홀히 대해 왔다. 이 책은 발의 구조와 기능, 질환, 운동법 등 일반인부터 운동 전문가까지 쉽고 재밌게 접근할 수 있는 핵심 내용들이 담겨 있어 놀라움을 준다. 인체를 깊이 있

게 공부하고 싶은 독자들에게 큰 만족감을 안겨 줄 것이다.

이홍석 교수(수원여자대학교 운동건강관리학과 겸임교수, (주)머슬케어 필라테스 대표이사)

📷 musclecare_pilates

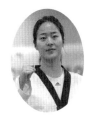

이 책은 스포츠의학과 생체역학의 관점에서 발 건강의 중요성을 명확히 짚어 준다. 국가대표 태권도 선수 시절, 발이 신체의 균형과 퍼포먼스에 미치는 영향을 누구보다 절실히 경험한 사람으로서 이 책이 제공하는 과학적 접근과 실용적 가이드가 독자들에게 매우 큰 도움이 될 것이라 생각한다. 운동선수는 물론 일반인에게도 건강한 움직임을 위한 필수 지침서이다.

오혜리 교수(전 국가대표 태권도 금메달리스트, 한국체육대학교 체육학과 조교수)

📷 oh_hyeri

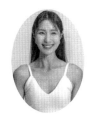

전문가를 위한 책이자, 두 발로 걸어 다니는 모두가 읽어야 할 책. 발에 숨겨진 비밀부터 실용적인 발 운동 방법까지 명확히 제시하고 있다. 과학적 근거에 기반해 탄탄하면서도 밀도 높은 강의를 제공하는 족부 분야 최상위 전문가의 인사이트가 궁금한 모두에게 망설임 없이 이 책을 추천한다.

이은형 대표(이숍필라테스 대표, 《폼롤러 홈 필라테스》 저자)

📷 hopisophie

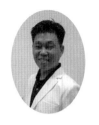

손성준 교수는 세계적인 발목 연구 전문가이며, 이 책에서 최신 연구와 논문을 바탕으로 발의 과학에 관한 내용을 체계적으로 정리함과 동시에 실제 운동 및 재활 현장에서 퍼포먼스를 향상시키고 재활을 돕는 실전 노하우까지 담아냈다. 또한, 이재훈 박사는 인솔 및 기능성 신발에 관해 이론과 실기를 겸비한 대한민국 대표 족부 전문가이다. 누구나 알아야 할 중요한 건강 정보인 좋은 신발의 기능과 올바른 선택 기준을 소개하여 독자들이 효과적으로 활용할 수 있도록 돕는다.

이광호 박사(코리아요가얼라이언스 부회장, 메디컬 요가 및 명상 전문가)
⊙ dr.leekwangho

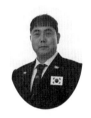

발 건강은 그 중요성이 쉽게 간과되지만, 신체 균형과 운동 능력의 기초로서 부상 없이 최상의 컨디션을 유지하기 위한 필수 조건이다. 스포츠의학적 관점에서 발 건강의 중요성과 관리법을 명확히 정리한 이 책은 최신 생체역학 연구와 실전 경험을 바탕으로 족부 건강의 원리와 실천법을 쉽게 풀어냈다. 예방과 재활을 아우르는 최고의 지침서로서 운동을 즐기는 모든 사람의 필독서라 할 수 있다.

임원현 박사(경희대학교 체육학 박사, 보디빌딩 클래식 국가대표팀 코치)

프롤로그

.

걷는 자세를 보면 건강이 보인다

나이가 들면 이런 말을 자주 듣게 된다. '걸어야 산다', '넘어지면 큰일이니 조심해야 한다'. 젊은 사람과 나이 든 사람을 멀리서 쉽게 구별하는 방법도 바로 '걷는 자세'를 보는 것이다. 젊은 사람들은 몸의 정렬이 비교적 잘 맞아 걸을 때 몸이 많이 흔들리지 않으며, 똑바로 힘 있게 걷는다. 하지만 나이가 들면 팔자걸음, 안쪽을 향한 무릎, 틀어진 골반과 어깨 등 여러 이유로 걸을 때 몸이 흔들리게 된다.

올바른 보행의 중심이 되는 발은 건강 관리의 핵심적인 부분이지만, 가장 밑에 있기 때문에 특별한 통증이나 불편함이 없으면 잘 살피지 않게 된다. 그러나 발 아치에만 이상이 생겨도 발, 발목, 무릎, 고관절로 이어지는 하지의 정렬이 무너지고 통증이 생길 수 있다. 건강 관리에서 발을 빼놓을 수 없는 이유다.

우리의 발은 신발처럼 생기지 않았다

신발의 목적은 발을 외부 환경 및 온도로부터 보호하는 것이다. 하지만 현대 사회에서 신발은 기능보다 미적인 부분을 중시하는 경향이 크다. 게다가 공산품으로 대량 생산되며 발 길이, 너비, 둘레와 발 아치의 높이 등 개개인의 발 규격 차이를 전혀 고려하지 않게 되었다. 신발을 구매하는 사람도 대부분 기능보다는 브랜드의 특정 스타일과 디자인을 신발 구매의 기준으로 삼는다. 일반적으로 어릴 때부터 형성되는 이러한 구매 습관은 성인이 되어서도 이어져, 단지 예쁘다는 이유로 본인의 발 기능과 건강에 전혀 도움이 되지 않거나 심지어 악화시키는 신발을 선택하기도 한다. 예를 들어 무지외반증으로 엄지발가락 관절과 발 아치, 발바닥에 통증을 느끼면서도 막상 신발을 구매할 때가 되면 평소의 습관대로 앞코와 볼이 좁고 힐이 높은 제품을 선택하는 식이다.

그러나 신발은 발의 형태 및 기능에 아주 큰 영향을 미치는 요인이다. 젊은 시절에는 크게 인식하지 못하지만, 발관절을 제대로 움직일 수 없게 만드는 불편한 신발과 이로 인한 잘못된 보행 자세는 나이가 들수록 많은 불편함을 안겨 준다. 히로시 야마다 Hiroshi Yamada가 1970년 집필한 《생체 조직의 강도Strength of Biological Materials》에 따르면, 사람은 30세부터 골격근skeletal muscle, 연골 cartilage, 뼈bone의 기능이 모두 감소하기 시작한다([그림 0-1] 참조). 또한 관절joint을 안정화시키는 인대ligament와 건tendon의 퇴행이 동반되며 건강을 꾸준히 관리하지 못한 경우 40대부터 신체 기능의 저

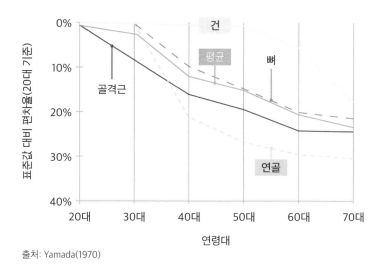

[그림 0-1] 연령대에 따른 신체 조직의 응집력과 변형률 변화

하가 뚜렷하게 나타난다.

10대, 20의 젊은 나이에는 신발에 발을 대충 구겨 넣어 신거나 슬리퍼를 신고도 무리 없이 활동하고 움직일 수 있지만, 40대 이후에는 본인의 발에 맞지 않는 신발을 신고 활동하면 30분도 채 되지 않아 발의 불편함과 통증을 느낄 수 있다. 따라서 발 건강을 오래 유지하고 관리하기 위해서는 반드시 개인의 발에 적합한 신발을 신어야 한다. 현재 조금이라도 발에 불편함이나 통증이 느껴진다면 어떤 신발을 어떻게 착용하고 있는지 체크해 볼 필요가 있다.

물론 어릴 때부터 발 구조와 형태, 기능을 잘 관찰하여 잘 맞는 신발을 신는 등 발 건강을 관리해 주는 것이 가장 좋겠지만, 지금부터라도 발의 중요성을 간과하지 않고 생활 습관을 개선할 필요가 있다. 습관은 시간이 지날수록 몸에 배어 변화를 주기가 어려워지기 때문이다. 신체 건강과 삶의 질에 발 건강이 미치는 영향은 너무나도 크다. 일상생활에서 발의 통증을 줄이고, 보행 생체역학을 개선하려면 건강한 발을 위해 꾸준히 노력해야 한다.

이 책의 목적

　건강한 발은 건강한 삶의 시작이다. 발 건강은 독립적인 일상생활을 가능하게 하고, 신체 활동을 증가시켜 신체적 웰빙뿐만 아니라 심리적·정서적 웰빙에도 크게 기여한다. 연구에 따르면, 하루 8000보 이상의 걷기를 포함한 신체 활동을 꾸준히 한 사람은 그렇지 않은 사람에 비해 심혈관계 질환 및 대사성 질환으로 인한 사망률이 30~50% 낮았다. 또한, 건강한 발을 유지하고 관리한 사람들은 노년기에도 다양한 신체 활동에 참여하며 건강한 삶을 이어 갔다. 특히 노년기의 걷기 명상은 심리적 우울증 개선과 인지 기능 향상에 매우 효과적이었다. 이처럼 건강한 삶에서 건강한 발의 영향력은 절대적이다.

　이 책은 두 명의 족부 스포츠의학 박사가 10년 이상의 생체역학 연구와 경험을 바탕으로 집필했다. 1장에서는 건강한 발의 구조와 기능을 소개하고, 2장에서는 건강한 발의 핵심 원리를 설명한다. 3장에서는 잘못된 신발 착용이 발 건강에 어떤 악영향을 미칠 수 있는지 알아본다. 또한 4장에서는 발 건강을 유지하는 기능성 신발의 역할에 관해 안내한다. 5장에서는 발 자가 검진법을, 6장에서는 발 건강을 위한 운동법을 각각 소개한다. 건강한 발에 관심이 있는 모든 이를 위해 과학적 연구를 최대한 이해하기 쉽고 재미있게 서술하려고 노력하였다. 이 책을 통해 독자들이 스스로 발 건강을 지키고, 더 활동적이고 만족스러운 생활을 영위할 수 있기를 희망한다. 건강한 발의 비밀을 알고 싶은 독자와 현재 발 통증으로 고통받는 독자에게 도움이 되길 바라며, 우리 모두 편안하고 건강하게 그리고 행복히게 걸을 수 있도록 노력헤 나갔으면 한다.

건강한 삶은 건강한 발에서 시작한다. Healthy Feet = True Wealth.

차례

2장 건강한 발의 비밀

3장 아픈 발

4장 건강과 편안함을 위한 신발

5장 건강한 발 자가 검진법

6장 건강한 발 운동

1장
인간의 몸과 발

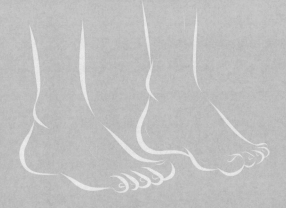

인간의 발은 침팬지의 발과 어떻게 다를까

'신발'이라는 개념이 존재하지 않았던 시대부터 현대에 이르기까지, 인간의 발은 어떻게 환경에 적응하고 진화해 왔을까? 인간의 발은 총 세 단계의 진화를 거쳐 현재의 모습에 도달했다. 첫 번째 진화 단계의 발은 마치 손과 같았다. 나무 위에서 생존할 수 있도록 엄지발가락과 나머지 발가락 사이가 벌어져 있는 형태였다. 덕분에 좁고 울퉁불퉁한 표면에서도 안정적으로 움직일 수 있었다. 두 발로 지면을 걸을 수도 있고 나무에서도 생활할 수 있는 구조로, 대표적 유인원인 침팬지, 오랑우탄, 고릴라 등이 이런 발을 가지고 있다. 두 번째 단계에서는 더 효율적으로, 더 먼 거리를 두 발로 걸을 수 있도록 진화했다. 하지만 이때도 여전히 발로 나무나 물체를 잡을 수 있었다. 마지막으로 세 번째 단계의 진화에 이르러서야 인간의 발은 지금의 모습을 띠게 되었다.

세 번째 진화는 발의 형태에 두 가지 중요한 구조적 변화를 가져왔다. 먼저, 엄지발가락의 위치가 달라졌다. 앞선 진화 단계에서는 엄지발가락과 두 번째 발가락 사이에 공간이 있어 물건을 잡거나 나무 위에서 생활할 수 있었다. 하지만 현재 인간의 발은 엄지발가락을 포함한 발가락 다섯 개가 일정한 간격을 두고 거의 나란히

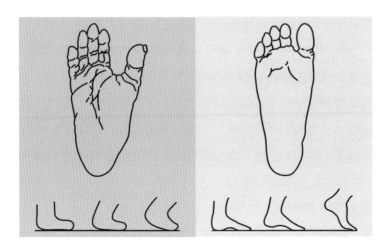

[그림 1-1] 침팬지의 발과 인간의 발

정렬해 있는 형태이다. 또 한 가지 변화는 발의 아치가 생겨났다는 점이다. 인간 이전의 영장류는 갖고 있지 않던 발 아치가 생겨나면서 인간은 더 멀리, 더 오래, 더 빨리 걷고 뛸 수 있게 되었다.

　인간의 발과 침팬지의 발의 가장 큰 차이점은 뼈의 정렬이다. 인간의 발은 큰 뒤꿈치뼈와 작은 발가락, 그리고 발의 아치가 있는 형태이다. 하지만 침팬지, 고릴라, 오랑우탄은 엄지발가락이 다른 발가락에 비해 옆으로 넓게 퍼져 있어서 마치 손의 모양과 비슷하다. 발로 물건을 잡을 수 있지만, 발의 아치는 없다. 발 아치의 유무는 특히 발이 지면을 디딜 때 큰 차이를 만든다. 침팬지 발의 경우 발에 아치가 없어서 발과 지면이 닿는 면적이 매우 크지만, 인간의 발은 아치로 인해서 약 60~75% 정도만 지면에 닿는다. 그렇다면 발바닥이 지면과 닿는 면적의 차이는 보행에 어떤 영향을 줄까?

자동차 바퀴로 예시를 들어 보자. 1억 원이 넘어가는 고가의 자동차 바퀴는 노면에 닿는 면적이 크다. 바퀴의 단면폭이 넓으면 접지력이 커져서 안정감이 높아져 승차감이 좋아질 수 있다. 하지만 연료 효율이 떨어져 주유소에 자주 들러야 하는 번거로움이 있다. 반대로 지면에 닿는 면적이 상대적으로 작으면 에너지 효율이 좋아져 더 멀리, 더 오래 이동할 수 있다. 다만 안정성은 다소 감소한다는 단점이 존재한다.

침팬지 등 유인원의 발과 비교하면 인간의 발은 후자의 바퀴와 같다. 발의 아치 구조로 인해 지면에 닿는 발바닥의 면적이 작아 유인원에 비해 상대적으로 불안정하지만, 인간의 발은 근육과 신경의 조절을 통해 이러한 구조적 단점을 극복하고 발관절의 안정성을 높였다.

그렇다면 발 아치는 어떤 원리로 인간을 더 멀리, 더 오래, 더 빨리 이동할 수 있게 만들었을까? 그 원리를 바로 '윈드라스 메커니즘windlass mechanism'이라고 부른다. 윈드라스 메커니즘은 발의 아치가 스프링처럼 늘었다가 다시 짧아지는 기능이다. 발이 지면을 디디면 발바닥의 족저근막과 종아리에서 발로 내려오는 외재근의 길이가 늘어나면서 탄성 에너지를 저장하게 도와주고, 엄지발가락 관절이 지면에 안정적으로 닿아 있는 상태에서 발뒤꿈치가 떨어질 때 저장된 탄성 에너지가 발산되며 움직임 에너지 효율이 높아진다. 침대에 몸을 누이면 매트리스의 스프링이 가라앉았다가 몸을

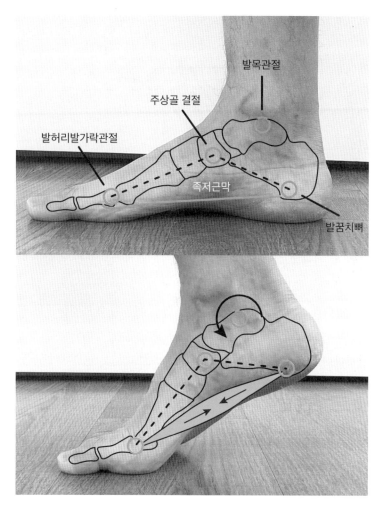

발목관절

주상골 결절

발허리발가락관절

족저근막

발꿈치뼈

[그림 1-2] 윈드라스 메커니즘

일으키면 다시 원래의 형태로 돌아오는 것과 비슷한 원리이다. 즉,
우리 발바닥에서 스프링처럼 기능하는 근육과 건, 족저근막, 인대

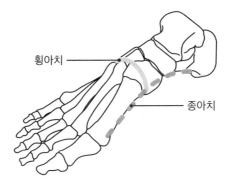

횡아치

종아치

[그림 1-3] 종아치와 횡아치

등이 먼 거리를 걷거나 뛰면서 이동할 수 있게 도와주는 역할을 하는 것이다.

인간의 발에서 핵심적인 기능을 하는 윈드라스 메커니즘은 발에 있는 26개의 뼈와 33개의 관절의 레버를 통해 작동한다. 특히나 발바닥의 족저근막, 인대, 근육과 건이 발의 종아치longitudinal arch와 횡아치transverse arch를 받쳐 주어 기능하는 데 중요한 역할을 한다. 발의 아치는 크게 뒤꿈치와 발가락 사이의 종아치와 발의 안쪽부터 바깥쪽까지를 가로지르는 횡아치로 나뉜다. 횡아치를 기준으로 한 인간과 유인원의 차이점은 정확히 연구되지 않았지만, 상대적으로 큰 차이를 보이는 종아치에 대한 연구는 존재한다.

인간은 발에 종아치가 있어, 발가락 관절들이 지면에 닿아 있는 상태에서 뒤꿈치를 들어올리면 발바닥의 족저근막과 발 외재근 및 내재근이 수축하며 발 아치가 위로 당겨 올려지고, 앞으로 나가는 추진력이 발생한다. 이 윈드라스 메커니즘은 걷기와 달리기의 에너지 효율을 높여 주는 핵심 작용이다.

하지만, 침팬지의 경우 종아치가 존재하지 않기 때문에 앞으로 나아가는 힘을 발생시키는 관절 레버 기능이 제대로 작동하지 않는다. 따라서 오랜 시간 걷거나, 뛰거나, 점프와 착지를 반복적으로 하는 경우 인간이 침팬지보다 낮다. 대신 나무를 오르내리거나 발로 물건을 집는 기능은 침팬지의 발이 인간의 발보다 우수하다.

그렇다면 만약 발의 아치가 없어지거나 기능이 떨어지면 어떻게 될까? 보통 '평발'이라고 부르는 발의 경우 침팬지의 발과 비슷하다고 생각하면 된다. 즉, 인간의 발은 발 아치와 발 아치 스프링을 통해서 탄성 에너지를 사용하도록 설계되었는데, 그 시스템에 오작동이 일어나는 셈이다. 아치가 제 기능을 하지 못하는 평발로 오래 걷거나 달리기를 하게 되면 어떻게 될까? 걷거나 달릴 때 발에 가해지는 충격량을 흡수하고 발산하는 스프링 기능이 상실되면 발이 아프고, 피로감이 높아지며, 종아리 근육이 경직되는 현상들이 발생할 수 있다. 이처럼 발 아치의 구조적 이점과 스프링 작용은 인간의 발에서 매우 중요한 특징이자 기능이라고 할 수 있다.

구조적 평발

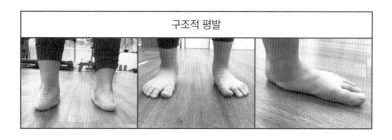

진행형 평발

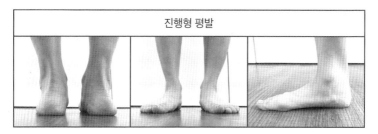

정상 발

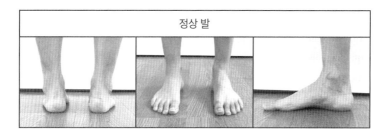

오목발

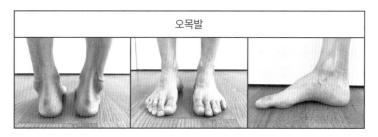

[그림 1-4] 평발, 정상 발, 오목발의 발 아치 비교

작지만 강력한 신체 기관, 발

　발은 체중을 지탱하고 26개의 작은 뼈와 33개의 관절로 레버 작용을 하여 걷거나 뛸 때 몸을 앞으로 이동시키는 추진력을 만들어 낸다. 만약 발이 1개의 발바닥뼈와 1개의 종아리뼈로만 이루어져 있었다면 울퉁불퉁하고 불규칙한 비포장도로, 자갈길, 등산로 등의 지면에 안정적으로 서 있을 수 없을 것이다. 또한, 서로 다른 모양의 작은 뼈들 없이 넙다리뼈 같은 큰 뼈 하나로만 이루어져 있다면 발가락, 발목 관절이 레버 작용을 할 수 없어서 위쪽으로 수직 방향의 힘만 만들어 낼 뿐, 앞으로 추진하는 힘은 만들어 내지 못하게 된다.

　한국인이라면 적어도 몇 번은 들어 봤을 법한 '작은 고추가 더 맵다'라는 속담은 발을 가리킬 때 매우 적절한 표현이다. 발의 뼈와 관절은 비록 크기는 작지만, 기능적으로 매우 뛰어나다. 발관절은 전력 질주할 때 체중의 5~7배에 달하는 지면 반력을 견디며, 점프 후 착지할 때는 체중의 2~3배를 견딜 정도로 강력하다. 만약 발이 큰 뼈 몇 개로 이루어져 있다면 이렇게 큰 충격을 흡수하지 못할 것이다. 작은 뼈들과 인대, 발바닥의 족저근막과 다양한 근육들로 이루어진 발은 우리 몸의 핵심 기관이다. 작지만 큰 역할을 하는 발관

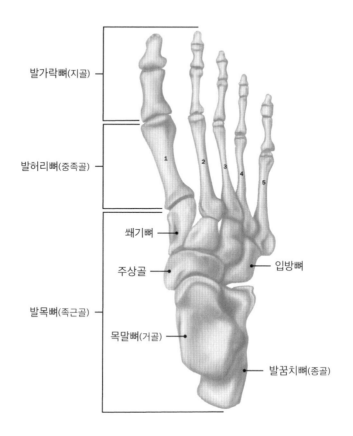

발가락뼈(지골)

발허리뼈(중족골)

쐐기뼈

주상골

입방뼈

발목뼈(족근골)

목말뼈(거골)

발꿈치뼈(종골)

1 2 3 4 5

[그림 1-5] 여러 가지 형태의 작은 뼈들로 이루어진 발

절의 발 아치와 스프링 기능이 없다면 걷고, 달리고, 점프하는, 인간
의 가장 기본적인 움직임이 많은 제약을 받게 된다.

발은 높은 빌딩의 지하와 같다. 건물이 높을수록 지하는 더 깊
고 견고하게 지어져야 한다. 한국 최대 높이의 잠실 롯데월드타워

를 떠올려 보자. 롯데월드타워는 서울 어디서든 볼 수 있을 정도로 높다. 사람들은 마천루의 화려함만을 보고 감탄하지만, 그렇게 높은 빌딩이 안전하게 서 있을 수 있는 이유는 바람과 지진에 잘 견디도록 지어진 견고하고 깊은 지하 덕분이다. 우리의 발도 마찬가지다. 머리, 팔, 몸통, 다리가 높은 빌딩과 같다면 발은 빌딩의 지하처럼 서고, 걷고, 뛸 수 있게 몸을 지탱한다. 비록 양말과 신발에 가려져 그 중요성이 쉽게 간과되곤 하지만, 발은 신체를 지탱하고 균형을 유지하는 핵심 기관이다.

발은 몸 전체의 약 10%에 해당하는 크기이며, 전신 근육의 약 3~5%가 발에 있다. 어떻게 발은 1/20의 근육과 1/10의 크기로 몸을 견고하게 지탱할 수 있는 것일까? 그 비결은 발바닥의 접지력으로로 설명할 수 있다. 발의 접지력이 높다는 것은 발바닥이 지면에 잘

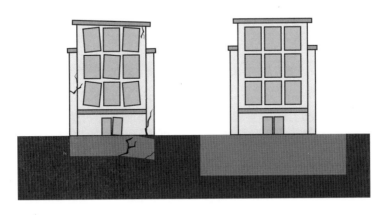

[그림 1-6] 토대의 중요성

붙어 있다는 의미다. 물리학적 관점에서는 지면 반력으로 설명할 수 있다. 발이 지면을 강하게 누르면, 지면도 같은 힘을 발에 다시 돌려준다. 이 지면 반력의 크기에 따라 접지력이 달라진다. 즉, 발이 지면을 강하게 누를수록 신체를 견고하게 지탱하며 유지하는 발의 접지력은 강해진다. 앞선 예시에서 높은 빌딩일수록 지하를 깊이 설계하는 것과 같은 개념이다. 두 발 혹은 한 발로 서 있거나 걸을 때, 발바닥으로 지면을 강하게 누르면 접지력이 강해져 몸을 안정화하는 데 중요한 역할을 한다.

한 가지 쉬운 예로 한 발로 서 있는 동작에서 발가락에 아무런 힘을 주지 않고 발바닥으로만 가만히 서 있으면 발바닥과 지면의 접지력이 크지 않아서 발이 불안정하게 움직일 확률이 증가한다. 하지만, 발가락굽힘근을 사용해서 발가락으로 지면을 누르는 힘을 증가시키면 발바닥과 지면의 접지력이 강해져서 발과 발목 관절의 안정성이 높아지게 된다. 이러한 현상을 강성stiffness이라고 한다.

발가락굽힘근을 활성화하여 근육 강성muscle stiffness을 증가시킬 수 있고, 이를 통해서 관절 강성joint stiffness도 증가하게 되면 발과 지면의 접지력이 강해져 발의 관절 안정성joint stability이 높아진다. 따라서, 서 있거나 걸을 때 몸의 중심을 잡기가 힘든 사람은 발가락굽힘근을 활성화하여 발과 지면의 접지력을 증가시키면 몸 전체의 흔들림을 줄이고, 균형을 찾는 데 도움이 된다.

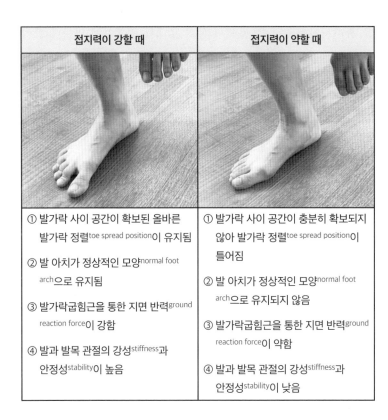

접지력이 강할 때	접지력이 약할 때
① 발가락 사이 공간이 확보된 올바른 발가락 정렬toe spread position이 유지됨	① 발가락 사이 공간이 충분히 확보되지 않아 발가락 정렬toe spread position이 틀어짐
② 발 아치가 정상적인 모양normal foot arch으로 유지됨	② 발 아치가 정상적인 모양normal foot arch으로 유지되지 않음
③ 발가락굽힘근을 통한 지면 반력ground reaction force이 강함	③ 발가락굽힘근을 통한 지면 반력ground reaction force이 약함
④ 발과 발목 관절의 강성stiffness과 안정성stability이 높음	④ 발과 발목 관절의 강성stiffness과 안정성stability이 낮음

[그림 1-7] 발가락 정렬에 따른 발관절의 안정성

65세 이상의 시니어 인구가 많은 일본에서는 발의 접지력과 관련된 다수의 연구가 이루어지고 있다. 발가락굽힘근과 자세 조절 및 균형 능력, 그리고 보행 속도에 관한 연구에 따르면, 발가락이 지면을 누르는 힘이 약해져 접지력이 감소하는 경우 균형 감각이 감소하고 보행 속도도 느려진다. 따라서 건강하고 안정적인 움직임을 위해서는 발가락굽힘근과 발목굽힘근을 통해 지면을 누르는 힘을 증가시키는 운동을 통해서 몸의 토대를 견고하게 만들 필요가 있다. 발의 접지력을 높이고, 지면 반력을 증가시키는 대표적인 운동으로는 발뒤꿈치 들기 운동calf raise exercise과 발가락 굽힘 운동toe flexor exercise 등이 있다. 건강한 발을 위한 다양한 운동들은 6장을 참고하길 바란다.

건강 수명과 기대 수명

'100세 시대'라는 말을 여러 미디어에서 자주 듣게 된다. 의료 기술 및 과학 기술의 발달로 인간의 기대 수명은 크게 늘었다. 통계청 자료에 따르면 대한민국의 기대 수명은 남자가 80세, 여자가 86세이며(2023년 기준), 매년 조금씩 늘어나는 추세이다. 하지만, 기대 수명 증가를 마냥 기쁘게만 받아들이면 곤란하다.

모든 생물에게는 오래 살고 싶은 본능이 있다. 다만, 그냥 오래 사는 것이 아니라 '건강하게' 오래 살고 싶어 한다. 인간이라면 65세 이상부터 시작되는 노년기를 건강하게 즐기며 행복하게 생을 마감하고 싶을 것이다. 하지만, 100세에 가까워지는 기대 수명에 비해 건강 수명은 얼마나 될까? 80대를 넘어선 기대 수명과 달리 평균적인 건강 수명은 60대에 머물러 있다([그림 1-8] 참조). 길게는 20년 이상의 기간을 각종 질병으로 고통받다가 사망하는 경우가 결코 드물지 않다는 뜻이다.

가족 혹은 친지 중 오랜 기간 병원에 입원해 있다가 결국 회복하지 못하고 생을 마감한 사람이 있는가? 70세까지 건강하게 지내다 갑작스러운 치매, 암, 심혈관계 질환, 근골격계 질환, 대사성 질환 등으로 수술 후 제대로 회복하지 못하고 후유증으로 고생하다가

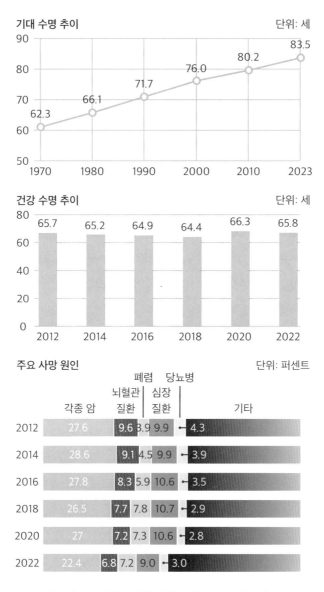

기대 수명 추이   단위: 세

- 62.3 (1970)
- 66.1 (1980)
- 71.7 (1990)
- 76.0 (2000)
- 80.2 (2010)
- 83.5 (2023)

건강 수명 추이   단위: 세

- 65.7 (2012)
- 65.2 (2014)
- 64.9 (2016)
- 64.4 (2018)
- 66.3 (2020)
- 65.8 (2022)

주요 사망 원인   단위: 퍼센트

	각종 암	뇌혈관 질환	폐렴	심장 질환	당뇨병	기타
2012	27.6	9.6	3.9	9.9	4.3	
2014	28.6	9.1	4.5	9.9	3.9	
2016	27.8	8.3	5.9	10.6	3.5	
2018	26.5	7.7	7.8	10.7	2.9	
2020	27	7.2	7.3	10.6	2.8	
2022	22.4	6.8	7.2	9.0	3.0	

[그림 1-8] 기대 수명과 건강 수명 및 주요 사망 원인

생을 마감한 사람이 주변에 있는가? 인생의 황금기인 노년기에 건강하고 행복하게 지내는 사람이 있는가 하면, 여러 질환으로 하루가 멀다 하고 입원과 퇴원을 반복하다 생을 마감하는 사람들도 있다. 최근 뉴스에서는 요양 병원에서 제때 치료와 돌봄을 받지 못하고, 인지 기능 저하와 의사소통 문제로 여러 어려움을 겪는 환자들의 이야기를 어렵지 않게 접할 수 있다. 이런 소식이 들려올 때마다 100세로 늘어나는 기대 수명이 그저 반갑지만은 않게 느껴진다.

건강 수명을 늘리기 위해서 많은 학자는 세 가지 항목을 공통적으로 추천한다. 첫째, 양질의 수면(수면 시간, 수면 패턴, 수면의 질), 둘째, 균형 잡힌 영양 섭취(탄수화물, 단백질, 지방, 비타민, 무기질, 물), 셋째, 충분한 신체 활동이다.

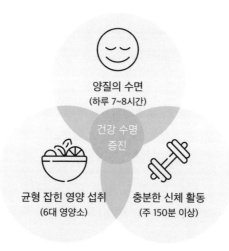

[그림 1-9] 건강 수명을 늘리는 세 가지 요소

    건강 수명을 늘리기 위한 첫 번째 요소는 양질의 수면이다. 잠을 하룻밤만 설쳐도 얼마나 몸이 피로해지는지는 아마 누구나 한 번쯤 느껴 보았을 것이다. 양질의 수면을 위해서는 매일 7~8시간의 수면 시간이 보장되어야 하고, 가급적 저녁 10시 이전에 취침에 들기를 권고하며, 수면 중간에 잠에서 깨 수면의 질이 떨어지지 않도록 취침 전에는 핸드폰 사용을 피할 것을 권장한다. 특히 스마트폰 보급으로 핸드폰 사용 시간과 빈도가 높아지면서 불면증과 만성 피로감 증가의 위험이 커지고 있다. 따라서, 취침 2~3시간 전부터는 핸드폰 사용을 멀리하는 것이 좋다.

    또, 수면 패턴과 수면의 질을 일정하게 유지하기 위해서는 평일과 주말의 구분 없이 같은 시간에 자고 일어나는 패턴을 유지하는 것이 좋다. 대표적으로 평일에 모자란 잠을 주말 오전에 몰아서 자는 습관은 수면 패턴을 망가뜨려 취침 시간을 불규칙하게 만드는 원인 중 하나이다. 주말 아침에 몸이 피곤하더라도 규칙적인 시간에 기상하고 모자란 수면은 낮 11시에서 오후 1시 사이에 20~30분간의 낮잠으로 보충하기를 추천한다. 특히 오후 3시 이후에는 낮잠을 자지 않는 것이 좋고, 낮잠 시간은 최대 60분을 넘기지 말아야한다. 밤에 잠드는 시간을 늦출 수 있기 때문이다.

    건강 수명을 늘리기 위한 두 번째 요소는 균형 잡힌 영양 섭취이다. 건강한 영양 섭취는 6대 영양소인 탄수화물, 단백질, 지방, 비타민, 무기질과 물을 포함한다. 반대로 단순당(탄산음료, 주스, 사탕, 과자 등)이나 정제 탄수화물(면, 빵, 디저트류 등), 가공육(햄, 소시지, 핫도그 등), 포화 지방(치킨, 햄버거, 케이크, 쿠키, 아이스크림 등)의 과잉 섭취는 건강을 해친다. 건강 수명을 단축시키는 현대인의 영양 섭취를 큰 맥락에서 보면 6대 영양소의 권고 비율을 맞추지 못하고 탄수화물과 포화 지방을 과하게 섭취한다는 점이 대표적인 문제다. 탄수화물과 지방을 과잉 섭취하면서 단백질, 비타민, 무기질은 필요한 양과 비율보다 적게 섭취하는 것이다. 이로 인해 발생하는 에너지 과잉은 비만을 유발하고, 이에 따라 신체 활동이 감소하는 패턴으로 이어진다.

또한, 다이어트라는 명목하에 모든 영양소가 하루 섭취 기준량과 비율에 모자라면 근감소증과 골감소증 문제가 발생할 수 있고, 이에 따라 근력과 골밀도가 떨어지면서 관절의 불안정성과 외부 충격에 대한 취약성이 높아지게 되어 근골격계의 관절 질환 위험을 일으키는 이차적인 문제를 만들어 낸다. 특히 신체 기능이 감소하기 시작하는 35세부터는 단백질과 채소, 과일에서 얻을 수 있는 비타민과 무기질 섭취를 늘려야 한다. 부족했던 단백질, 비타민, 무기질을 채워 주면, 자연스레 과잉 섭취했던 탄수화물과 지방의 섭취량은 점진적으로 줄어들 수 있다.

건강에 관심이 있는 사람들과 대화를 하다 보면 영양 섭취의 중요성은 정확히 인지하고 있다. 그러나 '해로운 음식을 먹지 말아야 한다'는 관점보다 '이로운 영양을 섭취하는 것'에 모든 관심과 이목이 쏠려 있는 경우가 대다수다. TV 방송과 유튜브 등 많은 영상 매체에서는 건강을 위해 어떤 식품을 섭취해야 하는지 권고하고 다양한 마케팅으로 사람들을 현혹한다. 하지만 무엇을 더 먹어야 하는지보다 먼저 무엇을 덜 먹어야 하는지를 곰곰이 생각해 볼 필요가 있다. 아무리 좋은 기능성 식품을 섭취하고 있다 하더라도 몸에 해로운 영양 섭취 습관을 계속 유지한다면 결국 건강 수명은 단축될 수밖에 없을 것이다.

건강 수명을 늘리는 세 번째 요소는 바로 신체 활동이다. 여러 연구 결과에 따르면, 지속적인 신체 활동 감소는 다양한 질환의 발생 위험을 높인다. 따라서 질병 없이 건강하게 살아가는 기간을 늘리기 위해서는 신체 활동이 필수적이다. 하지만, 많은 현대인은 세계보건기구WHO에서 권고하는 신체 활동 기준을 충족하지 못한다. 세계보건기구는 성인 기준 주당 최소 150분의 중강도 신체 활동을 권장하고 있다. 이는 75분의 고강도 신체 활동과도 같다. 추가적인 건강 증진을 위해 성인은 중강도 신체 활동을 주당 300분까지 늘릴 수 있다. 충분한 신체 활동을 하면 주요 질병의 발병률은 현저하게 낮아진다([그림 1-10] 참조).

이 같은 최소한의 신체 활동 기준을 달성하기 위해서 매우 중요한 것이 바로 발 건강이다. 인간의 가장 보편적이고 기본적인 신체 활동인 걷기와 달리기를 하기 위해서는 일단 발이 건강해야 하기 때문이다. 걷기와 달리기에서 발은 지면과 닿는 유일한 신체 관절이며 발목, 무릎, 고관절, 골반, 허리로 이어지는 몸의 중심에 막대한 영향을 미친다.

신체의 다양한 문제들이 발생하는 45세 이후의 중장년기와 65세 이후의 노년기에 두 발로 지면을 딛고 활동하는 시간이 줄어들

연령대	신체 활동 권고안
어린이~청소년	하루에 60분
성인	일주일에 150~300분 (주당 최소 2일의 근력 운동)
고령자	일주일에 150~300분(주당 최소 3일의 균형 및 근력 강화를 위한 복합 운동)

운동 종류		예시
유산소성 심폐 운동 (저·중·고강도)		걷기, 계단 오르기, 달리기, 수영, 자전거, 춤
저항성 근력 운동		웨이트 트레이닝, 저항성 밴드 운동, 맨몸 체중 운동(푸시업, 플랭크, 스쿼트)
고유 수용 감각성 밸런스 운동		맨손 체조(태극권), 한 발 서기, 체중 이동 운동, 근신경계 조절 운동(시각, 전정 기관, 고유 수용 감각성 트레이닝)
유연성 스트레칭 운동		정적·동적 스트레칭, 요가, 필라테스, 자이로토닉, 자이로키네시스
협응성 모터 컨트롤 운동		인지 훈련, 듀얼 태스크, 움직임 패턴 학습

각종 질병을 예방하는 신체 활동의 효과	
질병	발병률
제2형 당뇨	40% 감소
심혈관계 질환	35% 감소
낙상, 우울증 등	30% 감소

관절 통증, 요통	25% 감소
암(대장, 유방)	20% 감소

[그림 1-10] 세계보건기구WHO 및 미국스포츠의학회ACSM의
신체 활동 권고안과 이에 따른 질병 예방 효과

수록 신체 곳곳에 문제가 생긴다. 많은 연구를 통해 신체 활동 감소가 심혈관계 질환, 대사성 질환, 근골격계 질환의 발생 위험을 높인다는 점이 증명되었다. 반대로 신체 활동 시간이 늘어날수록 다양한 질환의 발생 위험은 감소한다. 이보다 더 간단하고 명료한 게 있을까? 건강하게 더 오래 살고 싶다면, 나의 가족, 친구, 지인들과 더 오래 행복한 시간을 보내고 싶다면, 무엇보다 인생의 끝자락에 병원을 오가며 생을 마감하고 싶지 않다면 두 발로 걷고 달리는 신체 활동 시간을 최대한 늘려야 한다. 지금까지 자주 걷지 않았다면 걷는 시간을 늘리고, 하루 만 보 이상을 충분히 걷고 있는 사람이라면 달리기를 목표로 신체 활동 지수를 계속 높여 나가도록 하자. 신체 활동에 투자하는 시간이 많을수록 더 오래 살 수 있다는 사실을 기억하자. 그러기 위해서 건강한 발은 필수적이다.

두 발로 서 있는 시간이 나의 건강 지표다

한 사람의 생애에서 두 발로 지면을 딛고 서 있는 시간이 가장 긴 시기는 언제일까? 지면을 딛고 서 있는 시간은 건강과 어떤 관계가 있을까? 태어나고 생을 마감하는 순간에 우리의 모습은 어떠한가? 섬뜩한 이야기지만 두 발로 지면을 딛고 서 있는 시간이 줄어들수록 죽음에 가까워진다는 진리를 깨달아야 한다. 두 발로 지면을 딛는 시간은 곧 신체 활동의 지표이자 건강의 지표다. 삶에서 두 발로 지면을 딛는 시간이 적은 시기는 예를 들면 갓 태어난 아기처럼 연약하거나, 질병으로 병원에 누워 있을 때이거나, 곧 죽음을 앞둔 노쇠한 때일 것이다. 몸이 병들고 아파서 두 발로 서서 신체 활동을 하는 대신 의자에 앉아 있거나 침대에 누워 있는 시간이 많아질수록 건강은 나빠지고 결국 죽음을 맞이하는 시간이 가까워진다. 무병장수하고 싶다면 당장 오늘부터 두 발로 서고, 걷고, 달리는 시간을 점진적으로 늘려야 한다.

발이 아프고 불편한 경험을 해 본 적이 있는가? 혹은 현재 발이 아픈가? 발이 아프면 일단 두 발을 딛고 활동하는 시간이 줄어든다. 미국 노스캐롤라이나 샬럿캠퍼스 대학교의 트리샤 허바드 Tricia Hubbard 박사는 이에 관해 흥미로운 연구를 진행했다. 발목 인대를 다친 대학생들에게 1년간 만보기를 착용하도록 하고 부상 이후 하루에 걷는 거리가 얼마나 줄었는지를 알아보았다. 놀랍게도 건강한 그룹과 비교해서 발목 인대 부상으로 발이 불편하고 통증이 있는 그룹은 하루 평균 1.6km를 덜 걸었다. 하루 1.6km는 약 2000~2200걸음이며, 1년으로 환산하면 총 584km다. 실로 엄청난 차이다. 매일 1.6km를 덜 걷는 것은 1~2개월의 단기간에는 우리의 건강에 크게 영향을 주지 않겠지만, 그 기간이 1년 이상으로 늘어나게 된다면 건강에 악영향을 미친다. 단순히 걷는 거리와 시간이 줄어드는 것만이 문제가 아니다. 걷는 시간 대신 소파에 앉아 있거나 누워 있는 시간이 증가하면서 이차적인 문제가 발생할 수 있다.

인체는 총 11개의 시스템으로 구성된다([그림1-11] 참조). 발목 인대를 다쳤을 때 일차적으로 영향을 받는 것은 골격계 시스템과 근육계 시스템이다. 하지만 손상은 거기서 끝나지 않고 나머지 9개 신체 시스템에 이차적 영향을 주게 된다. 발 통증과 불편함 때문에 걷는 시간이 줄어들면, 그것으로 인해 심혈관계, 호흡계, 신경계, 내분비계, 소화계 등 신체 전반의 건강이 악영향을 받는다. 따라서, 발의 대표적인 질환인 무지외반증, 족저근막염, 아킬레스 건병증, 발목 인대 염좌 등의 근골격계 질환으로 걷고 달리는 신체 활동 시간이 감소하는 것은 기초 대사량을 낮추고 몸의 대사 시스템 전반에 악영향을 주는 원인이 된다.

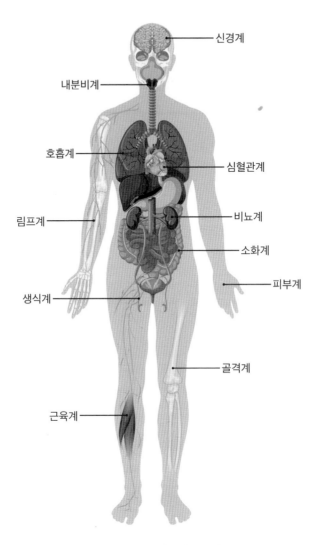

신경계

내분비계

호흡계

심혈관계

림프계

비뇨계

소화계

피부계

생식계

골격계

근육계

[그림 1-11] 인체의 11개 시스템

신체 활동의 중요성

　건강하게 오래 살고 싶다면 반드시 현재의 신체 활동 지수를 한 단계 높이려는 목표를 세워야 한다. 현재 가장 많이 하는 신체 활동이 평지 걷기라면, 신체 활동 지수가 한 단계 높은 계단 오르내리기가 가능한 상태로 만들어야 한다. 그리고 가볍게 조깅을 할 수 있는 단계로 신체를 적응시켜야 한다. 많은 사람이 걷기 운동을 최고의 운동이라고 생각하는 경향이 있다. 물론 걷기는 앉아서 쉬는 것보다 좋은 운동이다. 하지만, 매일 걷는다고 신체 기능이 계속해서 좋아지는 것은 아니다.

　하루 30분 걷기 운동을 했던 사람은 계속해서 걷는 시간을 조금씩 늘려 나가면 어느새 60분을 걸어도 체력이 괜찮은 상태로 적응하게 된다. 한편 2시간 이상을 무리 없이 걸을 수 있는 사람이라면, 걷기보다 신체 활동 지수가 한 단계 높은 조깅을 해야 한다. 느리게 달리기라고 할 수 있는 조깅은 걷기보다 더 많은 관절을 굽히고 펴며, 지면 반력이 걷기보다 약 2배 높아져 신체에 더 큰 외부 자극이 가해진다. 이렇게 걷기에서 조깅으로 신체 활동 지수를 한 단계 높이면, 근력이 소폭 증가하고 골밀도 증가에도 도움을 줄 수 있다. 또한, 걷기보다 더 많은 양의 호흡을 통해서 호흡 기능이 개선되고, 걷기보다 20~30% 높아진 심박수로 인해 몸의 순환이 개선되어 심폐 기능 개선에도 효과적이다.

일상생활에서도 신체 활동 지수를 높일 수 있는 방법이 있다. 가장 대표적으로 엘리베이터보다는 계단을 이용하는 방법이다. 건물의 3~4층까지는 엘리베이터 대신 계단을 사용하는 습관을 추천한다. 물론 엘리베이터를 사용하면 몸이 편하겠지만, 건강을 위해서 수고로움을 택할 필요가 있다. 몸이 편할수록 신체 기능은 떨어지고, 몸이 움직이고 활동할수록 신체 기능은 향상되기 때문이다.

일상생활에서 신체 활동 지수를 높일 수 있는 또 다른 방법은 지하철역에서 에스컬레이터 대신 계단을 사용하는 것이다. 에스컬레이터의 편안함 대신 계단의 수고로움을 택하는 것은 당장은 몸을 힘들게 하지만, 장기적으로 신체 활동 지수를 높여 주는 좋은 습관이다.

마지막으로 집이나 회사에서 앉아 있는 시간이 길다면 중간에 하루 단 10분이라도 두 발로 지면을 딛고 서 있는 시간을 가지기를 추천한다. 하루 5~6시간 이상 앉아서 업무를 보는 사람에게 뚜렷한 원인 없이 단지 신체 활동 부족으로 생기게 되는 만성적 질환을 '의자병sitting disease'이라고 부른다. 하루 평균 5시간 이상 앉아 있는 것 자체로 신체 활동 지수가 떨어지고 신체 기능이 악화된다는 뜻이다. 따라서 의식적으로 자주 두 발로 서 있는 시간을 가지기를 추천한다. 건강하게 오래 살고 싶다면 서서 움직이고, 걷고, 뛰어야 한다. 이보다 더 효과적인 방법은 없다.

2장
건강한 발의 비밀

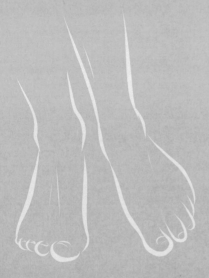

발바닥에 숨겨진 균형 센서

　건강하지 못한 발은 마모된 자동차 타이어와 같다. 자동차 타이어가 마모되어 새것으로 교체한 뒤 승차감이 달라진 경험을 해본 적이 있는가? 타이어가 마모되면 타이어와 지면의 접지력이 떨어져 승차감이 좋지 않다. 특히, 비나 눈이 올 때 노면에서 더 쉽게 미끄러지기 때문에 운전하면서 차가 밀리는 듯한 불안정한 느낌이 든다. 마모된 자동차의 타이어는 새것으로 교체하면 문제가 사라지지만 발은 교체가 불가능하기 때문에 항상 기능이 떨어지지 않게 잘 관리해 주어야 한다.

　발을 건강하게 관리하기 위해 발바닥 피부 감각 신경 민감도 plantar cutaneous sensitivity는 매우 중요하다. 인간은 몸 구석구석에 감각 신경 센서를 갖고 태어나는데, 그중 균형 감각을 위한 센서는 발바닥 피부에 들어 있다. 피부 감각 신경 세포는 몸 전체에 분포되어 있지만, 그 밀집도와 민감도는 각기 다르다. 특히 미세 촉각과 압력을 감지하는 피부 감각 신경 세포의 민감도는 몸 전체를 통틀어 손가락, 얼굴, 발가락, 발바닥 순으로 높다.

　발 피부 감각 신경 세포가 민감하고 정확해야 하는 이유는 두 발로 서거나, 걷거나, 뛸 때 유일하게 지면과 닿아 있는 신체가 발이기 때문이다. 인간은 두 발로 서서 움직일 때 균형을 잃고 넘어지지 않도록 몸을 조절해야 한다. 특히, 한 걸음마다 발이 지면에 닿을 때 발바닥에 느껴지는 감각 신경 정보를 가장 빠르고 정확하게 대뇌로 알려 줘야 한다.

인간의 발바닥에는 총 5개의 피부 감각 신경계가 존재한다([그림 2-1] 참조). 5개의 발바닥 피부 감각 신경계는 발바닥에 가해지는 압력중심점의 변화를 민감하게 감지하여 대뇌로 전달해서 몸이 균형을 잃지 않게 조절해 주는 핵심적인 기능을 한다. 이것을 발바닥 피부 감각 신경 민감도라고 한다.

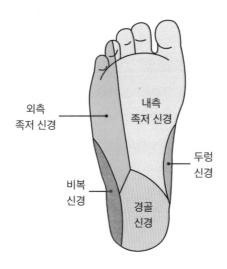

[그림 2-1] 5개의 발바닥 피부 감각 신경계

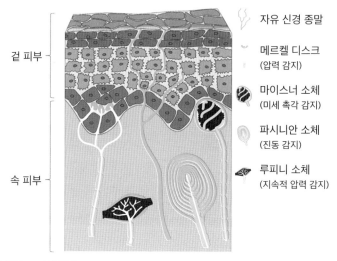

자유 신경 종말

메르켈 디스크
(압력 감지)

마이스너 소체
(미세 촉각 감지)

파시니안 소체
(진동 감지)

루피니 소체
(지속적 압력 감지)

겉 피부

속 피부

출처: Wynands(2022)

[그림 2-2] 발바닥의 피부 기계 수용기

그렇다면 발바닥이 느낄 수 있는 감각에는 어떤 것들이 있을까? 발바닥 피부 감각 신경 세포는 미세 촉각, 진동, 압력, 늘어남, 움직임 속도 총 5가지 자극을 감지한다. 이렇게 피부에 가해지는 특수한 자극들을 감지하는 세포들을 기능 해부학적 용어로 피부 기계 수용기cutaneous mechanoreceptors라고 하며, 발바닥의 겉 피부epidermis와 속 피부dermis 공간에 있다. 피부 기계 수용기는 감각 신경 중에서도 촉각 등을 전달하는 'A-beta' 계열로 분류되며, 다시 세부적으로 루피니 소체Ruffini's corpuscle, 메르켈 디스크Merkel's disk, 마이스너 소체Meissner corpuscle, 파시니안 소체Pacinian corpuscle로 구성된다([그림 2-2] 참조).

발은 뒷발rear foot, 중간발mid foot, 발가락을 포함한 앞발fore foot 총 3개 영역으로 구성되는데, 그 영역에 따라 4가지 종류의 피부 기계 수용기가 분포하는 비율과 밀집도에 차이가 있다. 각각 빠르게 반응하는 타입과 느리게 반응하는 타입으로 나눌 수 있는데, 마이스너 소체와 파시니안 소체는 반응이 빠르고, 메르켈 디스크와 루피니 소체는 반응이 느리다.

발바닥 피부 감각 신경 세포의 핵심 기능은 몸의 균형을 빠른 반응 속도로 조절해 주는 것이기 때문에 발바닥 전체적으로는 마이스너 소체와 파시니안 소체가 더 많이 분포되어 있다. 특히 마이스너 소체의 경우 발가락과 발의 바깥쪽 측면에 많이 분포한다([그림 2-3] 참조). 중간발 바깥쪽 측면에 빠르게 반응하는 마이스너 소체가 많은 이유는 발이 안쪽으로 회전하며 돌아가는 경우 발의 불안정성이 커지기 때문이다. 발의 측면 인대를 보호하기 위해 발바닥 바깥쪽 측면에 빠른 반응을 담당하는 감각 신경이 높은 비율로 분포하는 것이다.

발바닥 피부 감각 신경 세포가 감지한 정보는 약 0.06~0.08초 사이에 대뇌의 체성 감각 피질somatosensory cortex로 전달되고, 대뇌의 운동 피질motor cortex에서는 그 정보와 귓속 전정 기관의 평형 감각, 눈의 시각 정보를 바탕으로 명령을 내려 반사 작용 및 운동 신경 반응으로 균형을 조절한다.

발바닥은 지면에 접지된 상황에서 앞, 뒤, 좌, 우 총 4개 방향의 압력을 감지하고 균형을 잡을 수 있다. 발바닥의 압력 중심center of pressure은 몸의 중심center of mass과 중력 방향center of gravity에 따라 다

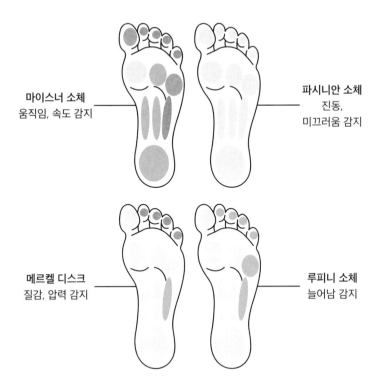

마이스너 소체
움직임, 속도 감지

파시니안 소체
진동,
미끄러움 감지

메르켈 디스크
질감, 압력 감지

루피니 소체
늘어남 감지

[그림 2-3] 발바닥 피부 기계 수용기의 분포와 밀집도

양한 근육을 수축하고 이완하며 몸이 넘어지지 않도록 균형을 유지
해 준다. 특히, 방향 전환이 많고 예상치 못한 상황에 빠르게 대처
해야 하는 야외 신체 활동에서 발바닥 감각 신경 세포의 정보는 매
우 중요하다.

발바닥 감각 신경 건강이 균형 감각 기능을 좌우한다

감각 신경 세포의 기능은 크게 외부 자극에 대한 민감도sensitivity 와 정확도acuity로 결정되는데, 노화가 진행되거나 발에 질환이 있으면 이 기능이 저하되며 피부 감각 신경 역치cutaneous sensory threshold 가 높아진다. 즉, 아주 미세한 자극에도 반응하던 발 피부 감각 신경이 점차 높은 강도의 외부 자극에만 반응하게 된다는 것이다.

심혈관계 질환, 대사성 질환, 근골격계 질환 등 기저 질환이 있는 경우 발바닥 피부의 감각 신경 세포는 민감도가 크게 떨어진다. 이는 특히나 근골격계 질환인 무지외반증, 족저근막염, 평발과 심혈관계 및 만성 대사성 질환인 고혈압, 고지혈증(이상 지질 혈증), 고혈당(당뇨병), 비만 그리고 말초 신경계 질환인 당뇨발 등을 앓고 있는 사람에게 공통적으로 나타는 현상이다.

만일 고혈압, 고지혈증, 비만 등의 복합적인 요인으로 당뇨병을 진단받게 되면 당뇨 합병증으로 인해 혈당 조절이 안 되면서 혈관벽이 서서히 막히고 딱딱해지는 경화증으로 발전되고, 발의 모세혈관들이 손상되는 당뇨발로 이어진다. 당뇨발 환자는 발 피부 감각 신경 세포 기능이 감소하여 미세 촉각, 진동, 온도, 압력, 늘어남 등의 자극을 정상적으로 느끼지 못한다. 따라서 발바닥의 미세한 감각 신경이 대뇌로 원활히 전달되지 못하고 균형 감각에 문제가 생겨, 한 발로 서거나 걸을 때 몸의 흔들림이 커지는 특징이 있다.

한편, 특정한 기저 질환이 없어도 나이가 들면 발바닥에 있는 감각 신경 세포의 밀도(단위 면적당 개수)가 줄어들면서 발바닥 감각 신경의 기능이 저하된다. 따라서 발바닥 피부의 감각 신경 세포가 외부의 물리적 자극에 반응하는 민감도와 정확도가 감소하고 역치가 올라간다. 특히 노화로 인한 발바닥 피부 감각 신경 기능 저하의 경우 엄지발가락의 기능 감소 폭이 크게 나타난다는 특징이 있다. 엄지발가락 피부의 감각 신경인 마이스너 소체 숫자가 감소하며 촉각과 진동을 감지하는 기능 상실을 초래하기 때문이다. 젊은 사람과 노인의 엄지발가락 피부 감각 신경의 정확도는 약 4배 차이가 나는 것으로 밝혀졌다.

또한, 감지한 자극을 대뇌로 전달하는 기능도 점진적으로 떨어진다. 발바닥 피부의 감각 신경이 대뇌로 정보를 전달하는 속도 sensory nerve conduction velocity는 30대에 최고점에 도달한 후 서서히 느려진다. 연구에 따르면 70대는 30대와 비교하여 발바닥 피부 감각 신경 중 하나인 비복신경의 신경 전달 속도가 약 23% 정도 감소했고, 80대는 40%까지 떨어졌다.

노화로 인해서 발생하는 발바닥 피부의 감각 신경 기능 감소는 균형 감각 조절에 악영향을 미치고 보행 시 몸의 흔들림을 증가시켜 노인의 낙상 위험을 높이는 원인이 된다. 젊은 성인의 경우 균형을 잃어도 빠른 대처가 가능하지만, 60세 이상의 노년기에는 균형을 잃으면 낙상을 당할 수 있고, 길이 미끄럽거나 울퉁불퉁할 경우 그 위험성이 더욱 커진다. 따라서, 발바닥 피부의 감각 신경 기능이 떨어지지 않도록 계속 자극하는 것이 중요하며, 무엇보다도 엄지발가락의 위아래 움직임과 벌리고 모으고 굽히는 움직임, 엄지발가락의 바른 정렬을 위해 적절한 관리와 운동이 필요하다.

　　노화나 발 질환 외에 발바닥 굳은살도 균형 감각에 영향을 줄 수 있다. 발바닥 감각 신경 기능과 균형 감각을 연구한 몇 가지 연구에 따르면, 발바닥에 굳은살이 있는 사람은 균형 조절 기능이 떨어졌으며 굳은살을 제거한 후에는 일시적으로 균형 조절 기능이 개선되었다. 이는 굳은살이 발바닥 안쪽 피부에 있는 감각 신경의 민감도를 감소시킬 수 있다는 것을 의미한다.

　　2022년 생리학 리포트 저널Physiological Reports에 게재된 독일과 미국의 공동 연구에 따르면 발바닥의 굳은살을 제거한 후 촉각 민감도monofilament touch sensitivity, 피부 굳음과 두께skin hardness & thickness 가 개선되는 것으로 확인되었다. 하지만 굳은살 제거로 진동 민감도vibration sensitivity는 개선하지 못하였다.

　　그렇다면 발바닥에 굳은살은 왜 생기는 것일까? 굳은살이 발가락과 발바닥에 생기는 이유는 다양하다. 첫째, 잘못된 신발 착용으로 발과 발가락이 압박을 받으면 생길 수 있다. 둘째, 발 아치가 무너지는 평발이나 평발을 동반한 무지외반증 환자의 경우 발바닥에 가해지는 물리적인 힘과 스트레스가 한곳에 집중되면 굳은살이 생길 수 있다. 평발, 무지외반증, 족저근막염과 같은 발 질환이 있는 경우 발가락과 발바닥에 굳은살이 있는지 잘 확인해 봐야 한다. 굳은살이 생길 수 있는 위치는 발뒤꿈치, 엄지발가락 관절, 엄지발가락, 두 번째~세 번째 발가락 관절의 발바닥 면, 새끼발가락 관절 발바닥 혹은 측면 등이다([그림 2-4] 참조).

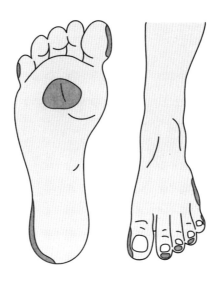

[그림 2-4] 굳은살이 생길 수 있는 위치

　이렇게 피부 겉면에 생긴 굳은살은 안쪽 피부에 있는 4가지의 피부 감각 신경 세포가 외부의 물리적 자극에 민감하고 정확하게 반응할 수 없게 한다. 굳은살은 발 질환, 직업 특성, 생활 패턴, 잘못된 신발 착용 등으로 생길 수 있기 때문에 족부 전문의를 통해 발 피부의 감각 신경 민감도 기능과 족저 압력 패턴의 변화를 측정하고, 자각하지 못했던 문제가 있는지 확인해 보아야 한다. 심한 굳은살이 있고 해당 부위의 감각 신경이 둔화되었다고 판단되는 경우에는 굳은살을 제거한 후에 발바닥의 감각 신경들이 얼마나 개선되는지도 확인해 봐야 한다. 굳은살의 두께가 두껍거나 정도가 심했던 경우라면 굳은살을 제거한 후에 맨발로 서 있거나 균형을 잡으려고 할 때 발바닥에서 느껴지는 감각이 확연히 달라짐을 느낄 수 있을 것이다.

얼굴만큼 중요한 발바닥 피부 관리

양말과 신발 속에 감춰져 있어 간과하기 쉽지만, 사실 발바닥 피부는 얼굴 피부만큼 중요하다. 발바닥 피부에 있는 감각 신경 세포의 정보가 대뇌로 잘 전달되어야 안정적으로 일어서고, 걷고, 뛸 수 있다. 이 세포들이 노화 등에 따라 서서히 퇴행하고 기능을 상실하면 균형을 잡기가 매우 어려워진다. 보통 얼굴 피부는 많은 시간과 돈을 들여 관리를 받고 가꾸지만, 발바닥 피부도 그에 못지않게 잘 관리해 줄 필요가 있다.

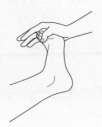

발은 우리를 원하는 장소로 이동시켜 주는 고마운 존재다. 하지만 걸음마다 발바닥 피부는 압박되고, 뒤틀리고, 늘어나고, 짧아지는 고생을 겪는다. 오래 걸은 날 발이 불편하고 아팠던 경험을 누구나 해 본 적이 있을 것이다. 필자 역시도 그런 경험이 있다. 약 10년 전 미국 라스베이거스 여행에서 오전부터 하이킹을 하고 저녁 7시가 되어서야 호텔로 돌아왔다. 평소보다 많이 걸었던 탓에 발이 너무 피로하고 아파 발 마사지를 받게 되었다. 60분 동안 종아리, 발목, 발가락, 발바닥 등 마사지를 받았는데, 특히 발바닥 피부를 풀어 줄 때 머리에 전기가 올 정도로 찌릿하고 시원한 느낌을 받았다. 발바닥의 수많은 감각 신경이 살아나는 기분이었다. 적지 않은 비용이었지만 전혀 아깝지 않았다. 발의 수고로움에 제대로 된 보상을 해 준 경험이었다.

몸의 전체적인 균형을 조절하는 발바닥 피부 감각 신경 세포의 핵심 역할을 생각한다면, 건강한 발을 유지해 주는 발바닥 관리는 필수다. 노년기의 건강한 삶을 목표한다면 얼굴 피부 관리만큼이나 발 피부 관리에 시간과 노력을 투자하길 바란다. 분명한 사실은 발바닥 피부

를 관리하는 시간과 노력은 균형 감각 개선에 몇 배의 효과를 가져올
가치 있는 투자라는 점이다.

집에서도 가능한 균형 감각 자가 검진

앞서 설명했듯이 발바닥 피부 감각 신경 세포의 기능은 균형
감각 조절에 큰 영향을 준다. 기능이 약화할 경우 한 발로 서 있을
때 균형을 잡기 어려우며 더 나아가서는 일상생활에서 균형을 잡는
것도 힘들어질 수 있다.

현재 본인의 상태가 궁금한 독자들을 위해 간단한 자가 검진법
을 소개하려고 한다. 직접적인 발의 감각 신경 기능 평가는 연구실
에서만 가능하지만, 대신 감각 신경 기능의 결과물인 균형 감각을
평가하여 대략적인 상태를 짐작할 수 있다.

균형 감각을 평가하는 방법은 매우 다양하다. 연구실에서처럼
장비를 사용하는 방법이 있고, 장비 없이 평가하는 방법도 있다. 또
한, 움직이지 않는 정적인 균형 감각 기능을 평가하는 방법이 있는
반면, 움직이면서 동적인 균형 감각 기능을 평가하는 방법도 있다.
이 책에서 소개할 방법은 아무런 장비 없이 정적 균형 기능을 평가
하는 방법이자, 연구에서 가장 많이 사용되는 방법이다.

먼저 한 발로 서서 지면에 디딘 발을 정면으로 향하게 한다. 양

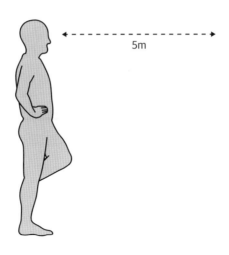

[그림 2-5] 한 발 서기를 통한 균형 감각 평가법

손은 허리에 올려 두고, 그 상태로 최대한 오래 자세를 유지한다. 눈을 뜨고 전방 5미터 앞의 눈높이 지점을 보며 버틴 시간을 측정해 보고, 눈을 감고도 시도해 본다.

만약 발바닥 피부의 감각 신경 세포의 기능이 약해진 상태라면 한 발 서기로 버티는 시간이 평균보다 낮을 것이다. 한 발 서기 자세로 버틸 때, 발바닥은 움직임의 방향과 속도, 무게의 미세한 이동을 감지하고 균형을 조절하는 역할을 한다. 발바닥 피부 감각 신경 기능이 약해진 사람의 균형 감각을 평가해 보면 발바닥 압력 중심점COP의 움직임 속도가 빠르고, 움직임 이동 거리가 길며, 움직임 이동 면적이 커지는 특징이 있다. 즉, 발관절과 고관절의 움직임이 크며, 몸통이 앞뒤 혹은 좌우 방향으로 흔들리게 된다는 뜻이다.

	눈 뜨고	눈 감고
18-39세	43초	15초
40-49세	41초	13초
50-59세	37초	8초
60-69세	27초	4초
70-79세	15초	3초
80-89세	6초	2초

[그림 2-6] 한 발 서기 자세의 연령별 지속 시간 평균

한 발로 균형을 잡고 섰을 때, 발목 관절의 미세한 움직임만으로 균형 조절이 가능해서 상대적으로 고관절과 몸통의 흔들림이 적다면 발바닥의 감각 신경과 운동 신경이 좋다고 할 수 있다. 발바닥 피부의 감각 신경 기능이 좋은 사람은 균형을 잡기 위해 발목 전략 ankle strategy을 사용한다. 반대로, 발바닥의 감각 신경 기능이 감소하게 되면, 발목 전략으로는 균형 조절이 어려워져서 고관절을 움직이는 고관절 전략hip strategy을 사용하게 된다. 보통 45세 이상의 사람들과 발에 질환이 있는 사람에게 주로 나타나는 전략이다. 65세 이상의 시니어 혹은 다양한 기저 질환으로 신체 기능이 약해진 사람은 한 발 서기 자세를 유지하지 못하고 균형을 잃어 발을 지면에 딛는 스텝 전략step strategy을 사용한다([그림 2-7] 참고).

한 발로 서 있을 때 버틸 수 있는 시간 그리고 균형을 잡기 위

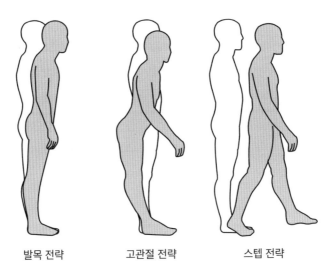

발목 전략   고관절 전략   스텝 전략

[그림 2-7] 몸이 균형을 조절하는 3가지 전략

해 발목 전략, 고관절 전략, 스텝 전략 중 어떤 것을 사용하는지를 통해 발바닥 피부 감각 신경 세포의 기능을 간단히 판단해 볼 수 있다. 다만 균형 감각에는 발바닥 피부의 감각 신경 세포 기능 외에도 시각 정보와 전정 기관 정보, 대뇌의 인지 기능도 복합적으로 영향을 준다는 것을 고려해야 한다.

균형 감각 회복의 원리

인간의 균형 감각은 피드백 컨트롤 시스템feedback control system 과 피드포워드 컨트롤 시스템feed-forward system을 동시에 사용한다.

피드백 컨트롤 시스템을 통해 실시간으로 운동 조절motor control을 하며 일정량 이상의 운동 동작을 반복하면 뇌에서 운동 학습motor learning이 이루어지고, 이렇게 학습된 정보를 바탕으로 입력input 없이도 반응output이 선행되는 피드포워드 컨트롤 시스템이 작동한다. 균형 감각이 떨어지는 경우라면, 불충분한 운동 학습으로 인해 피드포워드 컨트롤 시스템의 의존도는 낮고 피드백 컨트롤 시스템의 의존도는 높은 상태일 수 있다.

① 입력 → ② 처리 → ③ 반응 → ④ 움직임, 총 4단계로 구성되는 피드백 컨트롤 시스템은 발바닥 감각 저하로 인한 균형 감각 이상의 이해와 개선에 중요한 역할을 한다. 발바닥 감각을 중심으로 시스템의 작동 과정을 설명하면 다음과 같다. 발바닥 피부

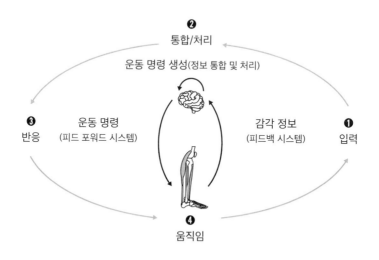

[그림 2-8] 인간의 움직임을 조절하는 2가지 시스템

의 감각 신경 세포가 물리적 자극을 감지하면 이 정보가 뇌의 시상 thalamus에 입력된다. 통합된 정보는 처리 과정을 거쳐 시각과 전정기관의 정보를 포함하여 대뇌의 최상위 조직인 체성 감각 피질에 전달된다. 그렇게 전달된 모든 감각 신경 정보는 운동 피질의 운동 신경 명령을 통해 다양한 근육과 조직들에 보내져 인간의 움직임을 조절하는 반응으로 나타난다.

이처럼 감각 신경과 운동 신경은 서로 영향을 주고받는다. 따라서 만약 발바닥 피부 감각 신경 세포의 기능이 감소하면 발을 조절하는 운동 신경 명령도 감소한다. 대표적으로 노화는 발에서 대뇌의 체성 감각 피질로 정보가 전달되는 속도를 느리게 만들어 운동 신경의 기능도 함께 떨어뜨린다. 만약 발 질환이 있을 경우, 동일 연령대의 건강한 사람들과 비교하여 피부 감각 신경 세포의 숫자가 더 적고 민감도와 정확성도 떨어지기 때문에 기능 저하는 더 뚜렷해진다. 당뇨발 환자의 경우 가만히 서 있을 때도 몸의 흔들림이 증가하고, 보행 시 속도 감소, 보폭 감소, 흔들림 증가 등의 문제가 나타나 낙상 위험이 높다.

그렇다면 피드백 컨트롤 시스템을 활용하여 발의 기능을 높이는 방법은 무엇일까? 발바닥 피부의 감각 신경에 긍정적인 작용을 하는 물리적 자극을 주어 좋은 감각 정보가 대뇌에 입력되게 하면 운동 명령을 증가시켜 균형 감각 문제를 개선할 수 있다. 발바닥 피부의 감각 신경 기능이 퇴행한 당뇨발 환자에게 전신 진동기를 사용하여 감각 신경의 퇴행을 지연시키고 활성화를 이끌어 운동 신경 명령을 개선하는 연구들이 많이 보고되고 있다.

발바닥 피부의 감각 신경 기능은 감각 신경 세포가 지속적인 물리적 자극에 노출되지 않으면 서서히 퇴행한다. 따라서 균형을 잡기가 어렵다고 느끼거나 발바닥의 감각이 둔해졌다면 발바닥 피부의 감각 신경을 자극하는 운동을 꾸준히 해야 한다.

앞서 소개했듯이 발바닥 피부의 감각 신경 세포에는 4가지가 있다. 마이스너 소체는 미세 촉각을, 메르켈 디스크는 압력을, 루피니 소체는 지속적인 압력을, 파시니안 소체는 진동을 감지하는 기능을 한다. 따라서, 이 기능에 맞게 발바닥 피부에 해당 자극을 주는 방법을 사용하면 된다. 집에 있는 활용 가능한 소도구를 사용하여 발바닥 피부가 다양한 모양과 재질의 물체를 느낄 수 있게 하고, 발바닥에 크고 작은 압력을 가하며, 진동을 주어야 한다. 또한 늘어나는 감각을 자극하기 위해서 발가락과 발목, 종아리를 스트레칭하는 방법도 추천한다.

만약 운동을 계속 했는데도 효과가 없다고 느껴지면 어떻게 해야 할까? 우선 알아 두어야 하는 운동 과학적 사실은, 동일한 운동을 했다고 해서 모두 똑같은 기간 안에 효과가 나타나는 것은 아니라는 것이다. 운동 효과는 운동 자체뿐만 아니라 현재의 신체 상태와 기능에 따라서 다르게 나타날 수 있다. 즉, 외재적 요인인 운동과 내재적 요인인 발 건강 상태에 따라서 누군가는 운동 효과를 보기 위해 더 오랜 시간이 걸릴 수 있다. 또한, 보통 집에서는 소도구들과 운동 기구 사용이 제한적이기 때문에 효과가 더디게 나타날 수 있다.

　혼자 운동하기가 어렵다고 느껴진다면 인근 운동 센터를 검색하여 발 운동 전문 강사를 찾아보고, 상담과 수업을 받기를 추천한다. 아무래도 발 운동에 대한 전문 지식을 갖춘 강사에게 운동을 배우면 효과는 더 빠르게 나타날 것이라고 확신한다. 그러나 3개월 정도의 시간을 투자했음에도 불구하고 뚜렷한 운동 효과가 나타나지 않는다면, 가까운 족부 전문 병·의원에 내원하여 정확한 진단을 받아 보기를 추천한다.

위대한 엄지발가락

 건강한 발은 건강한 발가락에서 기인한다. 엄지발가락의 기능은 발 전체의 기능을 대변할 수 있을 정도로 중요하다. 영어로 엄지발가락을 'big toe(큰 발가락)'라고도 부르는데, 실제로 엄지발가락은 나머지 4개 발가락 중 2개를 합쳐 놓은 것만큼 크다.

 신체에서 크기가 큰 부위는 주로 그만큼 중요한 기능을 담당하고 있다. 엉덩이 근육과 허벅지 근육이 우리 몸에서 가장 큰 이유도 가장 중요한 기능을 맡고 있기 때문이다. 엉덩이와 허벅지 근육은 서 있는 자세를 유지해 주며 특히, 앉고, 서고, 걷고, 달릴 때 움직임을 만들어 내는 핵심 근육이다. 어떤 움직임이든 지면의 충격을 흡수하고 힘을 발생시키는 중요한 기능을 한다.

 마찬가지로 엄지발가락도 나머지 발가락들과 비교했을 때 그 크기에 버금가는 중요한 기능을 맡고 있다. 발가락 5개 중 엄지발가락 기능에 기여하는 발 내재근이 약 40%를 차지하며 2~5번째 발가락 기능에 기여하는 근육이 약 60%인 것에서도 알 수 있다.

 엄지발가락을 의미하는 또 다른 영어 단어는 'great toe(위대한 발가락)'이다. 'great'은 일반적으로 최고의 찬사를 나타내는 표현으로 어려운 일을 해내고 성취했을 때 사용한다. 이어진 글에서 소개되는 엄지발가락의 중요성을 알게 된다면 엄지발가락에 왜 이처럼 거창한 수식어가 붙었는지 이해할 수 있게 될 것이다.

엄지발가락에서 가장 중요한 것은 위로 들어올리는 기능이다. 엄지발가락의 기능이 감소하면 마치 굳어 버린 떡처럼 잘 움직이지 못한다. 반대로, 건강한 엄지발가락은 방금 나온 가래떡처럼 말랑말랑하고 유연하게 잘 움직인다. 엄지발가락이 위로 잘 움직여야 하는 이유는 잘 걷기 위해서다. 걷는 속도를 유지하기 위해서는 전방을 향한 추진력이 필요한데, 엄지발가락이 얼마나 유연하게 꺾일 수 있는지가 이 추진력에 직접적인 영향을 미치기 때문이다.

우리가 걸을 때 발뒤꿈치가 바닥에서 떨어지면 엄지발가락은 [그림 2-9]처럼 위로 꺾이게 된다. 이때, 종아리 근육은 짧아지면서 앞으로 추진하는 힘을 만들어 낸다. 이렇게 엄지발가락이 꺾인 상

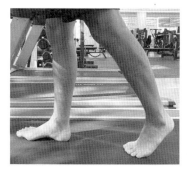
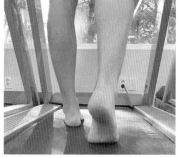

[그림 2-9] 보행 시 전방 추진력에 필수적인 엄지발가락 유연성(가동 범위)

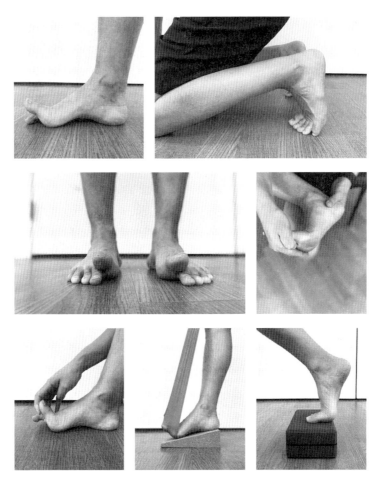

[그림 2-10] 엄지발가락 신전 운동

태에서 안정적으로 지면에 고정되어 있어야 정상적인 보행이 가능
해진다. 만약, 엄지발가락이 꺾이는 움직임이 제한된다면 지면을
누르고 전방으로 추진하는 힘이 감소하여 보행 속도가 느려지고,

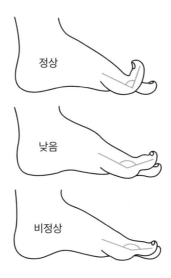

[그림 2-11] 엄지발가락 들어올리기의 정상 가동 범위

발바닥을 바닥에서 들어올리는 식으로 걷게 된다. 엄지발가락의 기능이 감소하여 나타나는 이러한 보행 방법은 주로 65세 이상의 노년기에 주로 나타난다.

　나이가 들수록 보행 속도가 느려지는 여러 요인 중 엄지발가락 기능 감소는 매우 중요한 부분을 차지한다. 따라서, 엄지발가락을 위로 최대한 들어올리는 운동을 많이 해야 한다([그림 2-10] 참조). 발가락의 힘만으로 어렵다면 손을 사용해서 위로 들어올리는 스트레칭을 해 주도록 한다.

　엄지발가락에서 두 번째로 중요한 것은 굽히는 근력이다. 건강한 발의 기능을 연구하는 학자들은 엄지발가락의 굽힘 근력을 빼놓지 않고 평가한다. 엄지발가락 굽힘 근력을 평가하는 대표적인 장비는 일본 타케이Takei사의 측정기다. 발가락을 그립 바에 걸고 최대한 당기면 발가락굽힘근의 최대 근력이 측정된다([그림 2-12] 참조).

최근 필자의 연구실에서도 시니어의 엄지발가락 굽힘 근력을 측정한 연구를 진행하여 해당 논문을 노인학 분야의 저명한 SCIE 학술지인 《엑스페리멘털 제론톨로지Experimental Gerontology》에 게재하였다. 이 연구에서는 경기도 성남시 분당구에 거주하는 65세 이상 남녀 총 292명을 대상으로 나이에 따라서 어떻게 신체 기능이 변화하는지 알아보았다. 연구 결과의 흥미로운 점은 나이가 많아질수록 한 발 서기의 시간 감소가 가장 두드러지게 나타났고, 특히 남성의 경우 엄지발가락 굽힘 근력 감소가 10개의 측정 변인 중 2위를 차지했다는 것이다. 즉, 엄지발가락 굽힘 근력이 감소할수록 균형 감각이 감소하고, 이는 낙상의 위험을 높일 수 있는 원인이 된다.

보통 특정 근육의 근력과 균형 감각 기능은 상관관계가 없는 것이 일반적이다. 하지만, 엄지발가락의 근력 감소와 한 발 서기 균형 기능 감소는 왜 연관성이 있을까? 한 발로 서서 균형을 잡으려면 체중과 흔들림을 견뎌 내야 한다. 이때, 발가락굽힘근은 발바닥과 지면의 접지력을 높이는 중요한 기능을 한다. 접지력이 높아져 발이 지면에 안정적으로 고정되면 한 발 서기 동작에서 몸의 흔들림이 감소한다.

반대로, 엄지발가락굽힘근의 근력 약화는 발의 강성foot stiffness

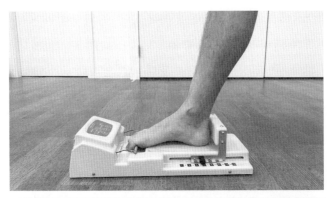

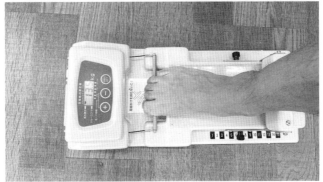

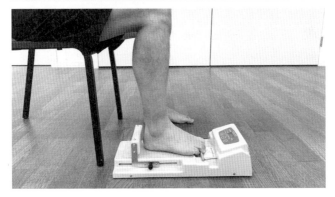

[그림 2-12] 발가락굽힘근의 최대 근력 측정 방법

을 감소시키기 때문에 발관절이 회내-회외^{pronation-supination} 움직임을 일으켜 발바닥이 지면에 붙었다가 떨어지기를 미세하게 반복하면서 발의 불안정성이 증가하게 된다. 엄지발가락 굽힘 근력 약화로 인한 발의 미세한 회내-회외 움직임은 나비 효과로 고관절, 골반, 몸통의 자세를 흔들리게 만든다. 이러한 이유로 엄지발가락 굽힘 근력을 개선하는 것은 매우 중요하다. 엄지발가락의 굽힘 근력은 발바닥과 지면의 접지력을 높여서 발의 안정성을 증가시켜 한발 서기와 같은 동작에서 몸의 흔들림을 감소시키는 중요한 기능을 한다. 한 발 서기 동작에서 몸의 흔들림이 심한 경우, 발가락의 굽힘 근력을 높여, 발가락들이 지면을 강하게 누르는 힘을 증가시키면 한 발 서기 자세에서 발과 몸의 흔들림을 즉각적으로 감소시킬 수 있다.

엄지발가락 기능 자가 검진

건강한 발을 위해서 엄지발가락의 기능은 매우 중요하다. 지금 소개하는 엄지발가락 기능 평가는 연구실의 비싼 연구 장비 없이 집에서 누구나 손쉽게 가능하며, 과학적으로 의미가 있는 것들로 구성했다.

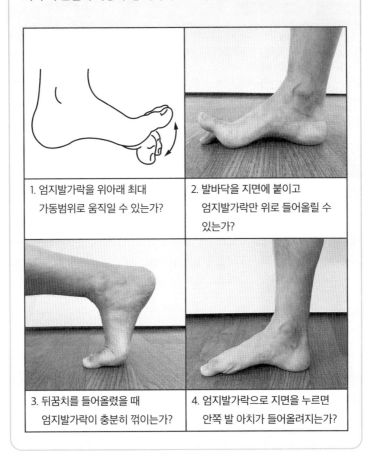

1. 엄지발가락을 위아래 최대 가동범위로 움직일 수 있는가?

2. 발바닥을 지면에 붙이고 엄지발가락만 위로 들어올릴 수 있는가?

3. 뒤꿈치를 들어올렸을 때 엄지발가락이 충분히 꺾이는가?

4. 엄지발가락으로 지면을 누르면 안쪽 발 아치가 들어올려지는가?

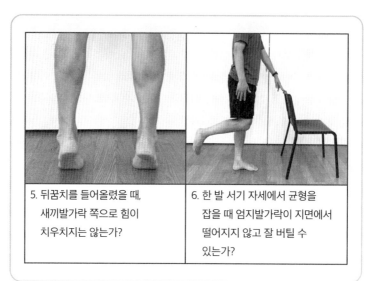

| 5. 뒤꿈치를 들어올렸을 때, 새끼발가락 쪽으로 힘이 치우치지는 않는가? | 6. 한 발 서기 자세에서 균형을 잡을 때 엄지발가락이 지면에서 떨어지지 않고 잘 버틸 수 있는가? |

몸의 두 번째 코어

몸통의 코어 시스템

우리 몸에는 2개의 코어가 있다. 먼저 첫 번째 코어는 몸의 중심인 척추, 골반, 고관절의 기능을 담당한다. 미국 예일대학교 의과대학의 정형외과 및 재활의학과 교수인 마노하 판자비^{Manohar} $Panjabi$ 박사는 척추 안정성$^{spinal\ stability}$ 및 허리 통증에 관해 많은 연구를 하였다. 특히, 척추 안정성에 중요한 고관절, 골반, 허리 복합체의 코어 시스템이 3가지의 하부 시스템으로 구성된다고 하였다. 세 개의 하부 시스템은 ① 수동적 골격계$^{passive\ structure}$, ② 능동적 근육계$^{active\ muscle}$, ③ 신경계^{neural}로 구분된다. 하지만, 일반인에게 '코어'란 3가지 하부 시스템으로 구성된 코어 시스템보다는 '코어 근육'으로 더 많이 알려져 있다.

그렇다면 코어가 좋다는 것은 무엇을 의미하는 것일까? 팔과 다리가 원활하게 움직이려면 몸의 중심인 몸통이 안정적으로 유지되고 버틸 수 있어야 한다. 이때 몸통의 안정성과 가동성을 유지하는 핵심이 바로 코어 근육이다. 코어 근육이 약화되면 몸의 조절 능력이 감소하여 의도하지 않은 움직임이 보상 작용으로 나타난다.

코어 근육은 가만히 있을 때 최대 힘을 내는 능력도 중요하지만, 팔과 다리가 움직이는 동적인 상황에서도 근력과 근지구력을 통해 오랫동안 해당 움직임을 조절하고 지속하는 기능이 매우 중요하다.

코어 근육의 기능적 관점 연구들이 많지 않았던 2000년 초반까지만 해도 정적 동작인 플랭크 자세에서 오래 버티는 시간을 기준으로 코어 근육의 기능을 평가하였다. 또한, 윗몸 일으키기와 같은 동작이 코어 근육을 강화하는 운동으로 많이 알려져 있었다. 물론 플랭크 동작과 윗몸 일으키기는 코어 근육의 근력과 근지구력을 평가하고, 코어 근육의 기능을 개선시킬 수 있다. 하지만, 코어 근육이 실제로 사용되는 일상생활의 움직임을 고려한다면 충분한 운동이라고 보기에는 부족하다. 코어 근육은 일상에서 팔과 다리가 움직일 때 본래의 기능을 하기 때문이다.

코어 시스템에 대해서 더 자세히 알아보자. 척추의 안정성과 가동성을 담당하는 코어 근육은 크게 국소local와 글로벌global 근육으로 나뉜다([그림 2-13] 참조). 국소 코어 근육은 몸 안쪽 심부에 있고 상대적으로 크기가 작다. 반대로, 글로벌 코어 근육은 겉면에 있고 상대적으로 크기가 크다. 국소 코어 근육은 작고 미세한 움직임을 조절하고 오랫동안 자세를 유지할 수 있도록 안정성을 제공한다. 따라서, 특정 자세를 유지하고 움직일 때 오랜 시간 동안 피로해지지 않는 특징이 있다. 반대로 글로벌 코어 근육은 큰 힘을 통해서 관절의 움직임을 만들어 낸다. 따라서, 국소 코어 근육보다 반복적인 움직임에 빠르게 지치는 특징이 있다. 이러한 이유로 코어 근육

국소 코어 근육	글로벌 코어 근육
다열근	복직근
복횡근	외복사근의 외측 섬유
내복사근	대요근
외복사근의 내측 섬유	척추기립근
요방형근	장늑근(흉추 부분)
횡격막	둔근
골반저근	
장늑근(요추 부분)	
최장근(요추 부분)	

[그림 2-13] 국소 코어 근육과 글로벌 코어 근육

기능을 개선하기 위해서는 유지와 안정을 담당하는 국소 코어 근육과 움직임 조절을 담당하는 글로벌 코어 근육 모두를 고려해서 운동을 해야 한다.

간단한 예시로 정적인 상태에서 오래 자세를 유지하는 플랭크와 같은 동작도 필요하며, 팔과 다리가 움직이면서 균형 감각과 협응성이 중요한 운동도 필요하다. 다만 15개의 코어 근육 중 특정 1~2개 근육만을 겨냥한 운동법은 지양해야 한다. 왜냐하면 코어 근육은 1~2개의 특정 근육으로 기능하는 것이 아니기 때문이다. 따라서, '복횡근 타깃 운동' 혹은 '복직근 타깃 운동' 등 SNS에 널리 알려진 접근 방식은 되도록 주의하는 게 좋다. 대신 앉고, 서고, 계단을 오르내리고, 방향을 전환하고, 팔로 물건을 들고 이동하는 등 일상생활에 필요한 동작을 바탕으로 밴드나 덤벨 등을 이용한 운동을 하게 되면 15개로 구성된 모든 코어 근육이 동작에 따라서 자연스럽고 조화롭게 기능하게 된다.

실제 허리 통증 환자를 대상으로 한 연구에서 복횡근의 근수축 반응 시간이 느리고 근활성도가 낮은 점을 발견하고 복횡근에 집중한 재활 운동을 실시하였으나, 실제 허리 통증에는 변화가 없었던 사례가 있다. 15개 근육들의 조화로운 기능이 핵심인 코어 근육은 나무보다 숲을 바라보는 관점으로 접근해야 한다.

발에도 코어가 있다

우리 몸의 두 번째 코어는 어디에 있을까? 혹시 '풋코어foot core'에 대해서 들어본 적이 있는가? 제2의 심장이라고도 불리는 발의 기능을 담당하는 풋코어는 2015년 영국스포츠의학지British Journal of Sports Medicine에 게재된 패트릭 맥키언Patrick McKeon 박사의 논문을 통해서 알려지게 되었다. 패트릭 맥키언 박사는 판자비 박사의 척추 안정성을 위한 코어 시스템을 바탕으로 풋코어 시스템을 만들었다. 몸통의 코어 시스템이 척추의 안정성을 확보하고 팔과 다리가 원활하게 움직일 수 있도록 설계되었다면, 풋코어 시스템은 발 아치 스프링foot arch spring 기능을 바탕으로 발이 지면의 충격을 안정적으로 흡수하고, 발산하는 탄성 에너지를 잘 활용하는 데 집중한다.

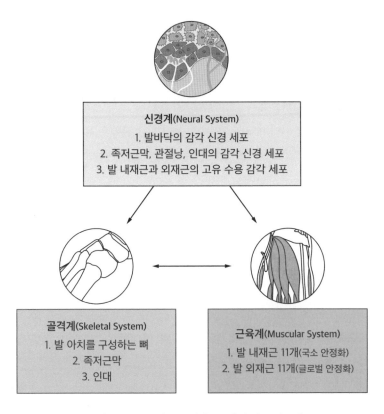

[그림 2-14] 풋코어를 구성하는 3개의 하부 시스템

풋코어 시스템 역시 척추 안정성과 동일하게 골격계, 근육계, 신경계 총 3개의 하부 시스템으로 구성된다([그림 2-14] 참조). 3개의 하부 시스템들은 서로 유기적으로 영향을 주고받기 때문에 어느 하나에 구조적 혹은 기능적 문제가 생기면 풋코어 시스템 전체에 악영향을 주어 발 건강이 악화될 수 있다. 따라서, 풋코어 시스템의 기능이 점진적으로 약해지면 다양한 발 질환의 위험이 증가하게 된

다. 풋코어 시스템과 연관된 대표적인 발 질환들은 평발, 오목발, 무지외반증, 족저근막염, 지간신경종, 아킬레스 건병증, 후경골근 건병증, 외측 발목 염좌, 내측 경골 피로 증후군, 만성 다리 통증 등이 있다. 풋코어 시스템과 대표적인 발 질환의 명확한 인과관계 연구는 더 많은 데이터가 필요하지만, 현재까지 진행된 수많은 연구 결과를 종합해 볼 때, 발 건강과 풋코어 시스템의 기능은 절대로 떼려야 뗄 수 없는 사이임에는 분명하다.

풋코어 시스템의 첫 번째 구성 요소는 골격계 시스템이다. 골격계 시스템은 뼈, 인대, 관절, 족저근막, 관절낭으로 구성되며, 발 아치의 구조적 정렬에 중요한 기능을 한다. 집에 비유하자면 뼈대를 이루는 철근 콘크리트 혹은 철골 구조라고 생각하면 된다. 26개의 뼈, 33개의 관절, 7개의 핵심 발바닥 인대와 족저근막으로 구성된 발 아치 구조가 골격계 시스템을 이룬다.

발의 아치에는 크게 발뒤꿈치와 발가락을 잇는 세로 방향의 종아치와 발의 안쪽과 바깥쪽을 잇는 가로 방향의 횡아치가 있다. 그리고 종아치는 다시 발 안쪽의 내측 종아치medial longitudinal arch와 발 바깥쪽의 외측 종아치lateral longitudinal arch로 나뉘며, 횡아치는 앞쪽anterior transverse arch과 뒤쪽posterior transverse arch으로 나뉜다([그림 2-15] 참조).

그렇다면 발 아치의 역할과 기능은 무엇일까? 발 아치는 발에 외부적 힘이 가해졌을 때 충격을 흡수하고 분산시키는 중요한 역할

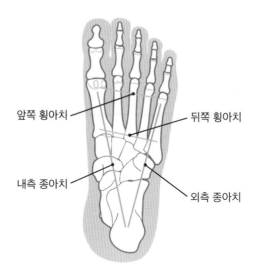

[그림 2-15] 2개의 종아치와 2개의 횡아치로 구성된 총 4개의 발 아치

앞쪽 횡아치

뒤쪽 횡아치

내측 종아치

외측 종아치

을 한다. 이때 종아치와 횡아치의 상호작용이 필수적인데, 이와 관련하여 2020년 세계 3대 과학지 중 하나인 네이처Nature 학술지에 흥미로운 논문이 발표되었다. 대부분 종아치에 집중했던 기존의 연구와 달리, 마드후수단 벤카데산Madhusudhan Venkadesan 박사는 횡아치를 중심으로 발 아치 강성stiffness of the human foot을 연구하였다. 그 결과, 발 아치 강성에 횡아치가 약 40%의 영향을 주어 외부의 힘에 의해 발이 과도하게 변형되지 않도록 안정성을 유지하는 것으로 나타났다.

풋코어 시스템의 두 번째 구성 요소는 근육계 시스템이다. 풋코어 근육계 시스템은 발 내재근과 발 외재근으로 나뉜다. 발 내재근

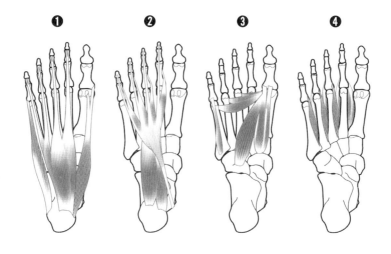

층	이름	역할
1층	엄지벌림근abductor hallucis	표층 근육, 발의 기본 움직임(벌림 및 굽힘)에 관여
	짧은발가락굽힘근flexor digitorum brevis	
	새끼벌림근abductor digiti minimi	
2층	발바닥네모근quadratus plantae	발바닥의 세밀한 움직임 조절 및 발의 구조 유지에 기여
	벌레근lumbricals(1~4)	
3층	짧은새끼발가락굽힘근flexor digiti minimi	엄지발가락과 새끼발가락의 정교한 움직임 조절
	엄지모음근adductor hallucis - oblique head (빗살머리)	
	엄지모음근adductor hallucis - transverse head (가로머리)	
	짧은엄지굽힘근flexor hallucis brevis	

4층	바닥쪽뼈사이근plantar interossei	발가락의 정렬, 안정성 및 신전에 기여
	등쪽뼈사이근dorsal interossei	
	발등근extensor digitorum brevis	

[그림 2-16] 발의 내재근

intrinsic foot muscles은 발 안의 뼈들에 연결된 국소 근육들이다. 총 11개로, 발바닥과 발등에 총 4개 층을 이루며 각 층당 2~3개 근육들로 구성되어 있다([그림 2-16] 참조). 발 외재근extrinsic foot muscles은 종아리에서 발로 연결된 글로벌 근육들이다. 총 11개로, 종아리의 정강이뼈를 기준으로 총 4개 영역에 분포한다. 정강이뼈인 경골의 앞, 옆, 뒤에 위치한다([그림 2-17] 참조).

상대적으로 크기가 매우 작은 발 내재근들은 발의 아치를 구성하고 발의 안정성에 크게 기여한다. 주로 발가락을 벌리고, 모으고, 굽히고, 펴는 움직임을 담당하고 발 아치 구조가 정상적으로 정렬될 수 있게 돕는다. 특히 발에 힘이 가해졌을 때 스프링 역할도 담당한다. 반대로 글로벌 근육인 발 외재근들은 크기가 크고 길이도 매우 길다. 정강이뼈에서 시작해 발목의 앞쪽, 뒤쪽, 안쪽, 바깥쪽 4개 방향으로 나뉘어 발과 발가락의 다양한 뼈에 연결된다. 종아리, 발목, 발, 발가락으로 연결된 외재근은 늘어나면서 발에 가해지는 충격을 흡수하고 짧아지면서 흡수한 힘을 발산하는 기능을 한다.
특이하게도 발 외재근들은 몸에 있는 모든 근육 중 유독 길고,

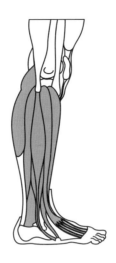

구획	이름	역할
앞쪽	전경골근tibialis anterior	발가락과 발목의 신전 움직임, 내번과 외번의 측면 안정성에 관여
	긴발가락폄근extensor digitorum longus	
	긴엄지폄근extensor hallucis longus	
	셋째종아리근fibularis tertius	
바깥쪽	장비골근fibularis longus	발목의 외번, 저측굴곡 움직임, 측면 안정성과 발 아치 유지
	단비골근fibularis brevis	
뒤쪽 (표층)	비복근gastrocnemius	발목 저측굴곡과 무릎 신전 움직임을 담당하며 전방 추진력을 내는 가장 중요한 근육(제2의 심장)
	가자미근soleus	

뒤쪽 (심부)	후경골근tibialis posterior	발가락 굽힘 움직임 담당, 특히 내측 발 아치 기능에 필수적인 근육
	긴발가락굽힘근flexor digitorum longus	
	긴엄지굽힘근flexor hallucis longus	

[그림 2-17] 발의 외재근

전체 길이의 30~50%는 건으로 이루어져 있다. 마치 캥거루처럼, 건의 길이가 길수록 점프 착지와 같은 탄성 에너지를 사용하기에 매우 적합하다. 따라서, 발 외재근들의 고유한 기능은 앉고 서는 동작보다는 달리거나 줄넘기를 할 때처럼 제자리에서 점프하는 등의 동작들을 원활히 수행할 수 있도록 돕는다.

풋코어를 구성하는 3개의 하부 시스템 중, 건강한 발을 만들기 위해서 시간과 노력을 투자했을 때 가장 큰 효과를 볼 수 있는 게 바로 근육계 시스템이다. 발의 가장 중요한 기능 중 하나는 발 아치 구조와 발 아치 스프링 시스템을 통해 탄성 에너지를 사용하는 것이다. 탄성 에너지는 길고 가늘게 연결된 발 외재근들과 발바닥 족저근막이 함께 늘어나고 줄어들면서 만들어진다. 건강한 발을 위한 다양한 운동을 뒤쪽에서 소개하겠지만, 탄성 에너지를 향상시키는 가장 좋은 운동은 제자리에서 가볍게 위아래로 뛰는 동작이다. 따라서, 줄넘기는 발 내재근들과 발 외재근들을 기반으로 탄성 에너지 기능을 향상시키는 최고의 발 운동이다.

풋코어 시스템의 세 번째 구성 요소는 신경계 시스템이다. 신경계 시스템은 ① 발 근육과 건의 운동 신경 및 감각 신경 수용기, ② 족저근막을 포함한 인대의 감각 신경 수용기, 그리고 ③ 발바닥 피부 감각 신경 수용기로 구성된다. 발의 근육, 건, 족저근막, 인대, 관절낭, 피부의 다양한 감각 신경은 척수를 통해 대뇌로 전달되고, 대뇌의 운동 명령이 발의 내재근과 외재근에 전달된다.

결국, 신경계 시스템은 앞서 언급한 피드백 컨트롤 시스템에 의해서 작동한다. 또한, 신경계 시스템은 감각 신경을 바탕으로 운동 신경 명령을 전달해 주는 교두보 역할을 함으로써 발의 골격계 시스템(발 아치의 구조적 정렬)과 근육계 시스템(근육 및 건)을 연결한다. 풋코어 시스템을 구성하는 골격계 시스템과 근육계 시스템이 하드웨어라면 신경계 시스템은 소프트웨어라고 생각하면 된다. 따라서, 이 세 가지 하부 시스템 중 어느 것 하나라도 문제가 생기면 풋코어 시스템 전체 기능에 악영향을 줄 수 있다.

풋코어 시스템 기능 개선을 위한 네 가지 운동 전략을 알아보자. 첫째, 신경계 시스템 기능 향상을 위해 발바닥 피부 감각 신경 세포를 자극하는 운동을 해야 한다. 양말이나 신발을 신지 말고 맨발로 다양한 촉감의 지면과 소도구를 활용하여 발바닥 피부를 자극해야 한다.

둘째, 근육계 시스템 중 발 내재근들의 기능을 개선하기 위해서는 많이 알려진 타월 당기기 혹은 구슬 줍기와 같은 열린 운동 사슬open kinetic chain 운동보다 발이 지면에 고정된 상태인 닫힌 운동 사슬closed kinetic chain 기반의 운동을 추천한다. 발 아치 기능을 개선하고 발 내재근들의 기능을 높이는 가장 좋은 운동은 쇼트 풋^{short foot} 운동이다. 엄지발가락 관절 아래를 지면에 강하게 누른 후 앞꿈치에 힘을 주어 뒤꿈치 쪽으로 당기는 것이다. 또한, 발바닥에 가해지는 지면 반력을 단계별로 증가시키면 운동 효과가 높아진다. 처음에는 의자에 앉은 자세에서 시작하여 두 발로 서서, 혹은 한 발로 서서 운동을 하는 것이 효과적이다.

셋째, 발 내재근 기능을 향상하기 위해서 발가락 들기^{toe extension}, 발가락 벌리기^{toe spread}, 발가락 굽히기^{toe flexion} 등의 발가락 운동을 해야 한다.

넷째, 발 외재근들 중 발 아치 스프링 기능에 가장 큰 역할을 하는 종아리 근육의 기능을 개선하는 게 무엇보다 중요하다. 종아리 근육 운동은 발뒤꿈치 들기^{calf raise} 운동을 추천하며, 발뒤꿈치 들기 운동은 종아리 근육 외에도 측면의 안정성을 담당하는 장비골근과 후경골근 및 긴엄지굽힘근의 기능도 동시에 개선하는 일석이조의 운동이다.

발 내재근과 기능 개선 운동 Fact Check!

- 발 내재근은 발 아치를 유지하는 뼈들의 구조적 정렬에 중요한 기능을 하며 발 아치의 강성을 높인다. 또한 발바닥과 지면의 접지력을 높여 발의 안정성 증가를 통한 균형 감각 향상에 도움을 준다.

- 발 내재근 약화는 뼈들의 구조적 변형을 유발하며, 발가락들을 서로 모이게 하고, 아치가 낮아지게 만든다. 따라서 평발 혹은 무지외반증과 같은 질환의 원인이 된다.

- 발 내재근은 두 발보다는 한 발 서기에서, 가만히 서 있는 상태보다는 걷고 뛰고 점프하는 역동적인 움직임에서 더 많이 쓰인다.

- 발 내재근은 걷거나 달릴 때 뒤꿈치가 바닥에서 떨어지며 전방으로 나가는 추진력을 생성하는 과정에서 발을 안정화하는 보조 역할을 한다.

- 발 내재근의 반응 속도는 0.06~0.08초로 아주 빠르며, 빠른 균형 감각 조절에 중요한 역할을 한다.

- 맨발, 얇은 양말을 신은 상태, 신발을 신은 상태 중 맨발일 때 발바닥 피부 감각 신경의 자극을 통해 대뇌에 더 많은 감각 신경 정보가 입력되어 균형 안정성이 가장 높게 나타난다.

- 전통적으로 많이 알려진 타월 끌기와 구슬 줍기는 발 내재근 기능 개선에 큰 효과가 없는 것으로 연구되었다.

- 쇼트 풋 운동은 타월 끌기에 비해 엄지발가락벌림근 기능 강화에 2배 이상의 효과를 보이며, 발바닥 내재근을 고립시켜 발가락굽힘근자극에 효과적이다. 또한, 발가락 관절과 발뒤꿈치뼈(종골) 사이

의 거리를 단축시켜 발 아치를 높이는 데 효과적이다.

- 쇼트 풋 운동은 앉기 → 두 발로 서기 → 한 발로 서기 순으로 발에 가해지는 지면 반력을 점진적으로 높여 가며 수행하는 것이 좋다.

- 건강한 사람이 쇼트 풋 운동을 4주간 했을 때, 내측 종아치 높이의 값이 개선되었으며 한 발 서기 균형 감각 기능이 개선되었다.

- 한편, 평발인 사람이 쇼트 풋 운동을 4주간 했을 때, 발가락 굽힘 근력이 증가했고 엄지발가락굽힘근 근육 단면적 크기가 늘었다.

발 아치의 비밀

우리 발에 있는 아치는 총 몇 개일까? 일반적으로 발 아치의 개수는 3개로 알려져 있다. 발뒤꿈치뼈를 기준으로 엄지발가락 관절과 새끼발가락 관절 방향으로 두 개의 종아치가 있고, 엄지발가락과 새끼발가락을 가로로 이어 주는 횡아치가 있다.

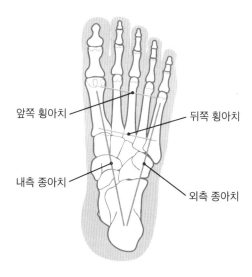

앞쪽 횡아치

뒤쪽 횡아치

내측 종아치

외측 종아치

[그림 2-18] 2개의 종아치와 2개의 횡아치로 구성된 총 4개의 발 아치

하지만, 《그레이 아나토미 해부학》에서는 발의 아치를 4개로 서술하고 있다([그림 2-18] 참조). 발의 세로 방향에 있는 종아치도 2개, 발의 가로 방향에 있는 횡아치도 2개다. 기존에 알려진 앞발의 횡아치 외에도 중간발에 횡아치가 1개 더 있다는 것이다. 필자 역시 발 아치를 3개로 알고 있었으나, 다양한 문헌들을 검토하며 총 4개라는 결론에 도달했다. 근거 중 하나로, 평발이 진행될 때 가장 큰 변화는 발의 종아치에서 가장 높은 부분의 높이가 낮아진다는 것인데, 발 앞쪽의 횡아치 1개만 존재한다면 이 같은 주상골의 움직임이 설명되기 어렵다.

발 아치의 기능

발 아치의 구조와 기능은 아치 모양으로 만들어진 교량을 보며 쉽게 이해할 수 있다. 전 세계에서 가장 아름답기로 손꼽히는 석조 아치교인 이탈리아 베네치아의 리알토 다리를 떠올려 보자. 무거운 돌로 이루어진 아치가 어떻게 무너지지 않고 유지될 수 있는 것일까? 아치 구조에서는 가장 높은 곳에 있는 중앙이 가장 큰 하중을 받게 되는데, 그 힘이 구조물을 따라 양쪽으로 나눠져 바닥에 닿아 있는 면으로 분산되기 때문이다([그림 2-19] 참조).

발의 아치도 마찬가지이다. 즉, 발 아치의 주된 기능은 발에 가해지는 부하를 발 전체에 고르게 분산시키는 것이다. 그리고 이 부하를 고르게 분산시키기 위해서 발 아치를 구성하는 작은 뼈들은

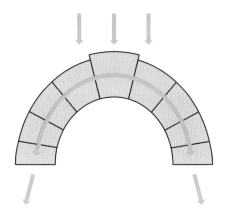

[그림 2-19] 아치의 하중 분산 구조

정확한 위치에 잘 정렬되어 있어야 한다. 발 아치는 발에 충격이 가해졌을 때 ① 하중을 고르게 분산시키고 ② 발가락과 발의 분절을 통한 레버 작용을 통해 부하를 흡수하고 발산하며 ③ 지면과 닿지 않는 공간을 이용해 발바닥 피부의 감각 신경과 모세혈관을 과도한 압박으로부터 보호하고 ④ 지면의 모양에 따라 발바닥이 유연하게 형태를 바꾸도록 함으로써 발의 안정성을 제공하는 기능을 한다.

발 아치의 메커니즘

발 아치를 유지하는 첫 번째 요소는 발에서 가장 높은 위치에 있는 거골이다. 다리를 건축할 때도 이 위치에 놓이는 돌은 키스톤 keystone이라고 불리며 중요하게 여겨진다. 키스톤은 아치 중간에 위치하며 양쪽에서 올라오는 구조물을 연결해야 하기 때문에 그 모양이 중요한데, 발에서는 거골이 그 역할을 한다. 거골의 하단에서 발 뒤꿈치의 종골과 주상골이 이어지며 아치 구조를 형성한다.

두 번째 요소는 아래쪽에서 발 아치를 받쳐 주는 발바닥 인대다. 종아치의 높이가 가장 높은 중간발에서 작은 뼈들이 제 위치에 있을 수 있도록 3개의 인대가 발 아치를 받친다. 짧은 발바닥 인대short plantar ligament, 긴 발바닥 인대long plantar ligament, 종골과 주상골을 이어 주는 종주 인대calcaneounavicular ligament로 구성된다.

세 번째 요소는 아치의 장력을 유지해 주는 발가락굽힘근과 족저근막이다. 발가락굽힘근은 발 내재근들로 이루어진 강력한 근육인데, 특히 엄지발가락굽힘근은 기타 줄처럼 늘어났다가 다시 줄어드는 특징을 바탕으로 발 아치를 받쳐 준다. 또한 발 안쪽 복숭아뼈 뒤쪽으로 통과되면서 목말 받침 돌기라는 통로를 통해 거골을 받쳐 주는 기능도 한다.

마지막으로 네 번째 요소는 발 아치가 아래로 무너지지 않게 위에서 당겨 올리는 발 외재근들이다. 한국의 영종대교와 같은 다리를 보면 다리 위쪽으로 와이어를 연결하여 높이를 유지해 놓은 모습을 확인할 수 있다. 발 아치에서 이와 같은 역할을 하는 것이 바로 외재근이다. 특히 장비골근과 후경골근은 발 아치 높이가 가장 높은 중간발에서 바깥쪽과 안쪽으로 연결되어 X자 모양으로 발 아치의 구조를 유지할 수 있게 도와준다.

① 키스톤 역할을 하는 거골

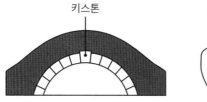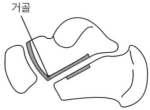

② 아치를 받치는 발바닥 인대

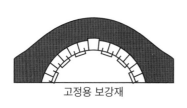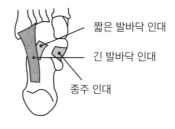

③ 장력을 유지하는 발 내재근과 족저근막

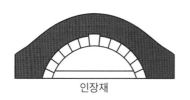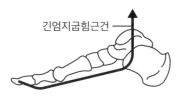

④ 위에서 당겨 올리는 발 외재근

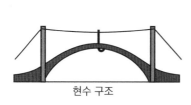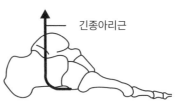

[그림 2-20] 발 아치를 유지하는 4가지 요소와 아치교의 구조 비교

평발화: 발 아치의 붕괴

　　발 아치를 유지하는 4가지 요소들의 기능이 퇴행한 결과가 바로 평발이다. 발 아치의 가장 중요한 역할은 [그림 2-21]처럼 발이 스프링처럼 늘어나고 줄어들면서 충격 부하를 흡수하도록 돕는 것인데, 평발은 발 아치가 붕괴된 상태로, 이 기능이 제대로 작동하지 않는다.

　　또한 발 아치는 지면에 닿지 않는 공간을 통해서 발바닥에 있는 신경과 모세혈관들을 지속적인 압박으로부터 보호하는 역할을 하는데, 만약 발바닥 전체가 지면에 접지된다면 계속되는 체중 부

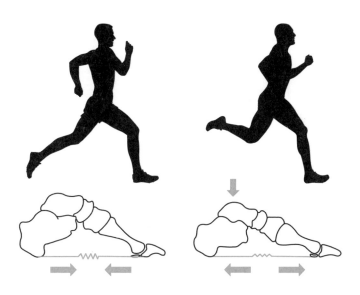

[그림 2-21] 스프링처럼 지면 충격을 흡수하고 발산하는 발 아치 기능

하로 인해서 발바닥 피부의 감각 신경과 모세혈관들이 강한 압박을 받게 된다. 지속적인 압박은 혈류들이 순환하는 데 제한을 줄 수 있으며, 압박된 발바닥의 신경들 또한 점진적으로 감각이 무뎌질 수 있다.

발바닥 전체에 균등하게 분산되던 부하가 발바닥의 특정한 곳에 몰리게 되면 이전에는 높은 부하를 받지 않았던 곳이 높은 부하를 받게 되면서 국소적으로 문제가 나타날 수도 있다. 예를 들어 앞발에 가해지는 압력이 높아지면서 발가락을 포함한 앞발에 통증을 유발할 수 있다. 평발이 되었다고 해서 모든 사람이 증상을 느끼는 것은 아니지만, 발 통증, 경직, 피로함 등의 불편함이 있다면 발 아치의 구조와 기능을 개선하는 전략을 시도해 볼 필요가 있다.

현재까지 보고된 연구에 따르면 발 아치 붕괴가 무지외반증과 족저근막염을 발생시키는 주된 위험 인자라고 볼 수는 없지만, 걷고 달리는 매 걸음에 발에 가해지는 충격을 분산하기 어려워지는 것은 분명하다. 족저근막염에서는 발 아치 붕괴가 주된 특징이 아니지만 무지외반증의 경우 발 아치 무너짐과 평발화 현상이 동시에 진행되는 경우가 많다.

발 아치의 붕괴는 4개 아치 중, 내측 종아치에서 가장 두드러지게 나타난다. 내측 종아치 붕괴는 정강이뼈를 안쪽으로 회전시키고, 발바닥 인대와 족저근막을 느슨하게 만들며, 발 외재근들의 신장성 수축력과 발가락의 단축성 수축력을 감소시킨다. 결국 발에서 가장 중요한 거골의 중립 위치 및 발관절에 있는 힘의 축이 변형된다.

발 아치의 붕괴로 인한 평발은 단순히 몇 개의 근육 및 구조물로 인해 발생한다기보다는 발 아치를 구성하는 4개의 요소가 동시 다발적으로 퇴행하는 현상으로 바라봐야 한다. 따라서 발 아치 붕괴로 인한 평발을 다시 정상적으로 회복시키기 위해서는 발 아치의 메커니즘을 통합적으로 보는 시각이 필요하며 4가지 요소 모두를 개선하는 치료 접근이 필요하다.

발 아치의 구조 평가 방법 6가지

발 아치의 구조적 정렬은 총 3가지, 평발low arch, 정상 발normal arch, 오목발high arch로 나뉜다. 추가적으로 평발은 구조적 변형이 심한 구조적 평발과 기능적 진행형 평발로 나눌 수 있다.

그렇다면 이 3가지 유형을 구분하는 기준은 무엇일까? 미국물리치료협회American Physical Therapy Association의 공식 저널인 정형외과 & 스포츠물리치료 학술지Journal of Orthopaedic & Sports Physical Therapy에

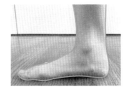 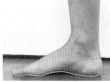 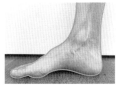

평발(낮은 아치)　　　　정상 발(중간 아치)　　　　오목발(높은 아치)

[그림 2-22] 발 아치의 세 가지 종류

2013년에 게재된 재스퍼 통Jasper Tong 박사의 발 아치 평가법 리뷰 논문에 따르면 지금까지 연구된 발 아치 평가법은 총 15개이며, 대부분은 정량적인 수치를 측정하는 평가법이고, 몇 개의 정성적 평가법이 있다. 하지만, 모든 평가법의 정확도와 신뢰도가 높은 것은 아니다. 따라서, 이 연구에서는 발 아치의 정렬을 정확하게 평가하기 위한 6가지 평가법을 추천하고 있다.

첫 번째 평가법은 현장에서 가장 많이 사용되는 주상골 하강 높이 평가법navicular drop test이다([그림 2-23] 참조). 먼저, 대상자가 의자에 앉은 상태에서 주상골의 높이를 측정한다. 그다음 두 발로 서서 발에 체중을 실은 상태로 주상골의 높이를 다시 측정한다. 앉아 있을 때와 서 있을 때 주상골 높이의 차이가 1cm 이상인 경우 평발로 판단한다. 주의할 점은, 체중 부하를 가하지 않고 의자에 앉은 상태에서도 이미 발의 구조적 변형이 일어나 있는 상태라면 실제로는 평발이더라도 본 평가에서 양성으로 나올 확률이 줄어든다. 따라서 주상골 하강 높이 평가법은 구조적 평발보다 기능적 진행형 평발 여부를 판단하는 데 효과적이다.

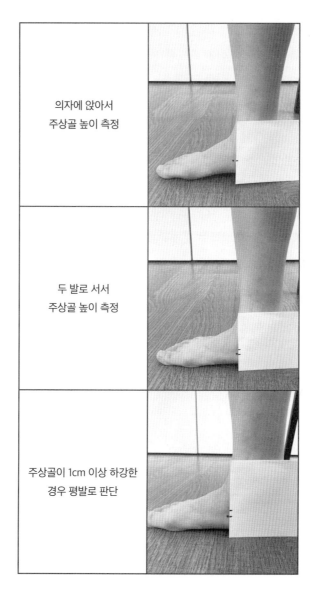

의자에 앉아서 주상골 높이 측정	
두 발로 서서 주상골 높이 측정	
주상골이 1cm 이상 하강한 경우 평발로 판단	

[그림 2-23] 주상골 하강 높이 평가법

두 번째 평가법은 두 발로 가만히 서 있는 상태에서 발뒤꿈치를 이루는 종골의 휘어진 각도를 평가하는 두 발 기립 종골 위치 평가법relaxed calcaneal stance position이다([그림 2-24] 참조). 대상자는 정면을 바라보고 양발에 동일한 체중 부하를 준 상태로 가만히 서 있으면 된다. 이때 평가자는 대상자의 뒤편에서 발뒤꿈치뼈인 종골의 휘어짐을 사진으로 촬영한다. 촬영된 사진에서 아킬레스건과 종아리 근육을 기준으로 종골이 바깥쪽으로 휘어진 각도를 판단한다. 종골이 바깥쪽으로 휘어지는 각도가 5~6도 이상인 경우 종골 외번calcaneal eversion이라고 하며 평발로 분류할 수 있다.

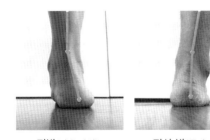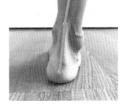

평발(낮은 아치)　　　정상 발(중간 아치)　　　오목발(높은 아치)

종골이 바깥쪽으로 휘어진 각도	판단
5도 이상	평발(심한 종골 외번)
0~2도	정상 발(약한 종골 외번)
-1도 이상	오목발(종골 내번)

[그림 2-24] 두 발 기립 종골 위치 평가법

세 번째 평가법은 내측 종골 경사각lateral calcaneal pitch angle 평가법이다([그림 2-25] 참조). 엑스레이 이미지를 사용하고, 발바닥의 수평면과 비교했을 때 종골 하단의 경사각이 30도 이상인 경우 오목발로 판단한다.

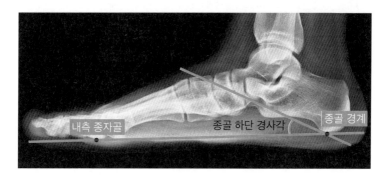

[그림 2-25] 내측 종골 경사각 평가법

네 번째 평가법은 주상골 높이 인덱스navicular height index 평가법이다([그림 2-26] 참조). 우선 발뒤꿈치부터 엄지발가락의 제1중족지골 관절까지의 길이truncated foot length를 측정한다. 또한 주상골의 높이도 측정한다. 주상골의 높이를 엄지발가락 관절까지의 발 길이로 나누었을 때 0.31 이상인 경우 오목발로 판단한다.

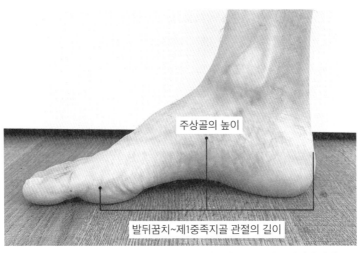

주상골의 높이

발뒤꿈치~제1중족지골 관절의 길이

주상골 높이 인덱스(NHI) = 주상골 높이/발뒤꿈치~제1중족지골 관절의 길이

발 아치 유형	NHI 값	설명
평발	0.2 미만	낮은 내측 아치, 과내전 경향
정상 발	0.2~0.3	정상 아치, 기능적으로 안정적
오목발	0.3 초과	높은 내측 아치, 과외전 경향

[그림 2-26] 주상골 높이 인덱스 평가법

다섯 번째는 카테고리를 사용한 정성적 평가법인 발 자세 인덱스foot posture index 6이다([그림 2-27] 참조). 총 6가지 평가 항목이 있으며, 각 항목당 정상 = 0점, 발이 안쪽으로 휘는 회내pronated foot의 심각도에 따라 +1점 또는 +2점을 부여한다. 반대로 발이 바깥쪽으로

휘는 회외supinated foot의 심각도에 따라 -1점 또는 -2점을 부여한다.
총 6개 항목의 점수를 합산하여 9~10점 이상인 경우 평발, -1~8점
사이인 경우 정상, -2점 이하일 경우 오목발로 판단한다.

　성장 발달이 이루어지는 청소년기나 발 기능이 퇴행하는 노년
기의 경우 오목발보다는 평발화가 나타나는 자연적인 특성을 고려
할 때 0점이 아닌 약간의 평발을 나타내는 총점 4~6점이 평균이며,

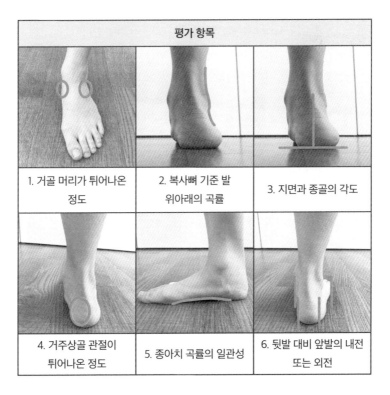

[그림 2-27] 발 자세 인덱스의 평가 항목

평균으로 고려되는 점수 분포가 넓게 퍼져 있다는 특징이 있다.

　여섯 번째는 정성적 평가법인 시각 관찰visual examination이다. 발의 전면, 후면, 양 측면을 모두 관찰하고 거골 밑 관절의 중립 위치를 바탕으로 발 회내pronation 혹은 발 회외supination를 종합적으로 판단하는 것이다. 시각 관찰 평가법은 정량적인 수치를 바탕으로 하지 않기 때문에 발 아치의 구조적 정렬에 대한 전문 지식과 풍부한 임상 경험이 있어야 정확도와 신뢰도를 높일 수 있다.

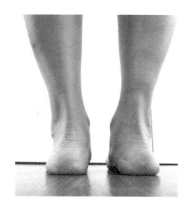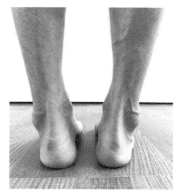

[그림 2-28] 발 회내(좌)와 발 회외(우)

잘못된 발 아치 평가법으로 인한 잘못된 솔루션

발 아치의 비정상적인 구조적 정렬 혹은 근신경계의 기능 저하로 발생하는 평발과 오목발은 발관절의 중심인 거골 밑 중립 회전축subtalar neutral axis을 기준으로 한 3차원적인 회전 변형의 문제이다([그림 2-29] 참조). 발 내측 종아치 높이가 높고 낮음의 2차원적인 문제가 아닌 것이다.

그러나 안타깝게도 평발 여부를 발 내측 종아치 높이로만 판단하는 경우가 많다. 발 내측 종아치의 높이가 낮아지는 것을 평발의 문제라고 보아 해결책 또한 이를 개선하는 접근법이 사용되는 실

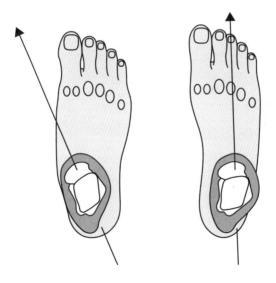

[그림 2-29] 거골 밑 관절의 기울기로 본 평발(좌)과 오목발(우)

정이다. 이것은 발 아치 무너짐을 특징으로 하는 평발을 2차원적인 관점으로만 보아 생기는 오류이다.

평발 문제를 해결하기 위한 발 보조기로, 신발과 발 사이에 까는 인솔insole의 판매 전략을 보면 앞서 언급한 잘못된 접근 방법이 여실히 드러난다. 많은 회사는 제품 판매를 통한 매출을 극대화하기 위해서 소비자에게 무너진 발 내측 종아치 사진과 영상을 더 자극적으로 노출하고 내측 종아치 높이를 높이는 인솔을 착용하면 발의 모든 문제가 해결되는 것처럼 광고와 마케팅을 하고 있다. 이러한 마케팅에 노출된 소비자들은 발의 생체역학적 전문 지식이 부족하기 때문에 기업들의 광고에 속아 인솔을 구매하기 쉽다.

소비자 입장에서 이러한 문제에 대처하기 위한 몇 가지 방법을 추천한다. 첫 번째, 현재 발 통증과 불편함이 있다면 가장 우선적으로 인근의 족부 전문 병·의원에 내원하여 정확한 진단을 받아야 한다. 모든 질환과 질병은 정확한 진단이 내려진 후에 해결책을 찾을 수 있다. 단, 내원하였을 때 단기 및 장기적인 치료 방향을 제시해주지 못하는 경우, 또는 약물과 주사로만 치료를 하는 경우 족부 전문의 자격증이 있다고 하더라도 진짜 발 전문가는 아닐 수 있다. 발 문제를 해결하기 위해서는 단기적인 약물과 주사 혹은 발 보조기와 같은 수동적 치료를 바탕으로 장기적이고 능동적인 발 기능 운동을 반드시 병행해야 한다. 따라서, 약 처방만 하거나 장기적인 능동적 운동 치료를 제시하지 못하는 병·의원인 경우 다른 곳을 찾아서 방문해 보기를 추천한다. 약물로 단기적 증상을 개선할 수는 있어도 발 기능 자체를 개선할 수는 없기 때문이다.

두 번째, 발 통증과 불편함이 생겼을 때 다양한 매체를 통해 발 통증을 줄이는 발 보조기 제품들의 광고를 보게 된다면 객관적인 판단력이 흐려질 수 있다. 배가 고플 때 마트에 장을 보러 가면 불필요한 것들을 사거나 필요한 양 이상으로 과소비를 하는 것과 동일한 이치이다. 특히, 발 통증을 줄여 줄 수 있다고 광고하는 인솔은 오프라인 매장에서 직접 신어 보지 않고 온라인에서 구매하면 절대 안 된다. 발 아치를 받쳐 줄 인솔과 기능성 신발은 무조건 오프라인 매장을 방문해서 직접 모든 제품을 착용해 보고 내 발에 잘 맞는지 확인한 후에 구매해야 한다.

세 번째, 인솔과 기능성 신발을 구매하기에 앞서 발 전문 매장에 방문한 경우 현재 발의 증상과 특징을 바탕으로 어떤 평가를 하는지 확인해야 한다. 단순히 발 내측 종아치의 높이만 가지고 발의 문제를 판단하거나 발의 구조적 정렬은 고려하지 않고 발바닥의 족저 압력 분포도만으로 평가하는 곳은 주의해야 한다. 발바닥의 족저 압력 분포도 평가는 두 발로 가만히 서 있는 상태에서도 측정하며, 걷기 중에도 측정한다. 하지만, 족저 압력 분포 데이터만으로 발의 구조적 정렬을 정확히 알 수는 없다. 따라서, 발의 3차원적 구조적 정렬 평가와 더불어 제자리 서 있기, 걷기 등의 동작에서 발바닥 족저 압력 분포도를 동시에 평가하는 곳이어야 한다. 이러한 여러 평가법을 바탕으로 다양한 관점에서 발의 문제와 증상의 이유를 설명해 주는 발 전문가가 있는 곳을 방문하여 상담을 받기를 추천한다.

기억하자. 발 내측 종아치의 무너짐은 일반적으로 평발이라고 하는데, 평발은 3차원적인 회전 변형으로 발생된다. 발의 내측 종아치 높이는 우리 눈에 쉽게 관찰되기 때문에 내측 종아치의 문제를 평발의 문제라고 판단하는 경우가 많다. 하지만, 발은 26개의 작은 뼈들로 구성되어 있어 내측 종아치 높이가 바뀌면 발 전체의 뼈 정렬에 영향을 주게 된다. 따라서 발관절의 중립 위치를 나타내는 거골 밑 중립 회전축을 확인하여 발관절의 회전 변형이 일어났는지 판단할 수 있는 족부 전문가에게 평가를 받기를 추천한다.

발 아치 무너짐에 따른 통증

몸이 아프고 건강이 좋지 못하면 우리는 정보를 찾아 나서고, 그 정보를 100% 신뢰하고 믿으려 한다. 우리가 사는 시대에는 유튜브, 인스타그램, 페이스북, 틱톡, 텔레비전, 라디오 등을 통해 수없이 많은 정보를 얻을 수 있다. 하지만, 그렇게 얻은 지식이 과연 과학적으로 입증된 진실인지에 대해서는 많은 고민이 필요하다. 허리, 골반, 고관절, 무릎 등의 통증으로 체형 교정 운동 센터에서 상담을 받으면 십중팔구 무너진 발 아치 때문이라는 말을 듣게 될 것이다. 정도에 따라서는 평발이 발목, 무릎, 골반에까지 연쇄적으로 영향을 미칠 수도 있다. 하지만 현재까지 진행된 연구들을 종합해 보았을 때, 평발이 고관절과 골반, 허리 통증에 직접적인 영향을 미친다고 단언하기에는 아직 과학적인 근거가 충분하지 않다.

2013년 류머티스학Rheumatology 저널에 논문을 게재한 힐튼 멘즈Hylton Menz 박사가 평균 나이 64세의 남녀 1,930명을 대상으로 평발과 오목발이 허리 통증과 연관성이 있는지 분석하였지만 관계성을 관찰하지 못했다. 또한, 2010년 보행과 자세Gait & Posture 저널에 논문을 게재한 카린 뒤발Karine Duval 박사도 평발(종골 외번)이 골반 전방 경사와 요추 전만lumbar lordosis에 영향을 주는지 연구하였지만, 영향을 주지 않는 것으로 나타났다. 그 외에도 평발과 고관절 통증, 골반 통증, 허리 통증의 연관성을 분석한 연구들을 종합적으로 보면 뚜렷한 인과관계가 없는 것으로 보인다.

평발이나 오목발처럼 발관절의 3차원적인 회전 변형 및 퇴행성 변화가 발생하는 경우, 발관절과 인접한 부위에는 증상(통증, 부종, 불편함)이 나타날 확률이 높지만 무릎이나 고관절, 허리와 같은 근위부 관절의 통증 및 증상의 직접적인 원인이 되지는 않는다는 것이 지금까지의 연구 결과이다.

만일 과도한 발 회내가 발생하고 평발이 심하게 진행된 상태에서 무릎, 고관절, 허리에 통증을 느낀다면 그것은 신체 기능이 평균 이하로 떨어졌기 때문일 수 있다. 신체 전반의 근력과 유산소 능력이 부족하여 신체 다른 관절들과 발관절의 안정성 및 조절 능력이 감소하면 통증과 불편함을 유발할 가능성이 있다. 그러나 이렇게 관절에서 발생하는 통증은 단지 하나의 증상에 불과하기 때문에 다양한 가능성과 원인이 존재할 수 있다는 것을 명심해야 한다. 연구를 통해 발관절 변형과 근위부 관절의 증상 간의 인과관계가 명확하게 밝혀지기 전까지는 신중하게 접근할 필요가 있다.

그렇다면, 발관절 자체의 통증일 경우 평발이나 오목발을 직접적인 원인으로 볼 수 있을까? 이 질문에 대한 답은 2013년 관절염 분야의 권위 있는 학술지인 관절염 케어 연구Arthritis Care Research Hoboken에 게재된 힐튼 멘즈Hylton Menz 박사의 연구에서 찾을 수 있다. 이 연구에서는 평균 나이가 60대인 3,378명의 사람들을 대상으로 발 아치 구조를 평발, 정상 발, 오목발로 나눈 뒤, 발 아치의 이상이 발 통증을 일으킬 수 있는지를 알아보았다.

연구 결과, 평발을 가진 사람은 발 아치 통증이 발생할 위험이 38% 증가하였다. 또한, 보행 중의 발바닥 족저 압력 분포에서 압력 중심점의 움직임을 기준으로 발의 기능을 평발, 정상 발, 오목발로 분류한 후에 발 통증 및 뒤꿈치 통증의 위험을 분석한 결과, 보행 중 평발로 분류된 사람은 발 통증 위험이 28% 증가하고 발뒤꿈치 통증 위험이 54% 증가하는 것으로 나타났다. 특히 60세 이상의 평발인 사람은 발 아치 무너짐으로 인해서 발 아치 통증, 발 통증, 발 뒤꿈치 통증의 위험이 28~54% 높아진다. 만약 현재 발 아치가 무너져 있으면서 발 통증도 함께 느끼는 사람이라면 증상을 개선할 수 있는 발 아치 기능 회복 운동을 추천한다. 발 아치 기능 회복 운동은 6장에 자세히 서술했다.

발 아치의 변형으로 인한 족저 압력의 변화

발 아치에 구조적인 문제가 있으면 걸음마다 발 통증, 경직, 발

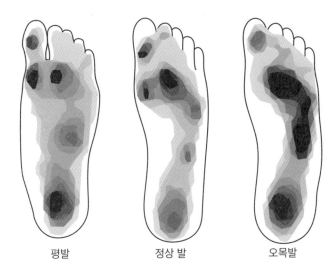

평발   정상 발   오목발

[그림 2-30] 발 아치 변형으로 인한 족저 압력 분포 변화

바닥의 피로감을 느낄 수 있다. 특히 노화로 인해 풋코어 시스템이 점진적으로 기능을 상실하면서 골격계, 근육계, 신경계 시스템이 퇴행하고 발 아치가 내려앉는 현상을 점진적 발 아치 무너짐 변형progressive collapsing foot deformity라고 한다. 이러한 발 아치의 변형은 발바닥의 압력 분포도 변화시킨다([그림 2-30] 참조).

앞서 언급했듯이 발의 내측 종아치가 무너지면 경골, 거골, 종골의 회전 변형이 나타나고, 내측 종아치 무너짐은 중간발 횡아치의 무너짐과 동시에 발생할 수 있다. 뼈의 구조적 위치도 중요하지만, 거골 밑 중립 축의 위치는 곧 발관절이 지면으로부터 받는 힘의 방향을 결정한다. 만약 평발이 심한 경우 거골 밑 중립 축은 엄지발가락보다 더 안쪽 방향으로 가게 되고, 이는 보행 중에 발바닥 압력 중심점이 엄지발가락이 아닌 내측이나 외측으로 치우치는 결과를 만든다.

앞발의 횡아치는 엄지발가락과 새끼발가락 관절 아랫면을 기반으로 구조를 유지한다. 따라서, 정상적인 앞발 횡아치는 양쪽 끝을 담당하는 엄지발가락과 새끼발가락 관절 아랫면이 지면에 안정적으로 닿아 있어 2~4번의 발가락 관절 아랫면에 힘이 적게 가해진다. 하지만, 발 내측 종아치가 무너지면, 엄지발가락과 새끼발가락 위주로 가해졌던 힘이 발가락 2~4번으로 분산된다. 원래라면 엄지발가락과 새끼발가락의 관절 아랫면으로 힘을 지탱하고 2~4번 발가락 관절로 힘을 순간적으로 분산시켰다가 다시 아치 본래의 구조로 돌아와야 하지만, 횡아치가 이미 무너진 발은 이러한 스프링 시스템을 사용할 수 없게 되고 1~5번의 모든 발가락에 힘이 분산되는 결과를 초래한다. 이렇게 되면 걸음마다 모든 발가락의 관절 아랫면에 힘이 가해지고, 힘을 흡수하고 발산하는 탄성 에너지 시스템이 작용하지 않아 조금만 오래 걸어도 발이 아프고, 피로하며, 발 주변 근육들이 경직된다.

따라서, 평소 30분 혹은 1시간 이상 걸었을 때 발에서 통증, 불편함, 경직, 피로함을 느낀다면 발 건강에 적신호가 켜진 상태이기 때문에 반드시 족부 전문의의 정확한 진단 및 평가를 받기를 추천한다. 병·의원에서 발 아치의 구조적 및 기능적 문제점을 파악한 이후에는 본인의 발에 맞는 기능성 신발, 또는 평가를 바탕으로 제작된 기능성 인솔 등의 발 보조기를 추천한다. 마지막으로 약 12주 정도까지는 신발과 인솔이 구조적 문제와 기능적 문제를 보완하는 단기적인 해결책이 될 수 있지만, 장기적인 발 기능 향상을 위해서는 능동적으로 운동을 병행해야만 한다. 따라서, 발 아치 문제를 궁극적으로 해결하고자 한다면 발 전문 운동 센터에서 발 기능을 위한 운동을 꾸준히 해야 한다는 점을 반드시 기억하고 실천하자. 휴식, 약물 치료, 인솔과 기능성 신발만으로는 노화로 인한 발의 기능적 퇴행 문제를 모두 해결할 수 없다.

발 아치가 무너지면 왜 균형 잡기가 힘들어질까?

특별한 질환이 없어도 발 아치의 구조적 정렬에 따라서 균형 감각에 차이가 있을까? 평발 또는 오목발을 가진 사람은 정상 발 아치를 가진 사람에 비해 균형을 잡기가 어려울까? 이 질문에 대한 다양한 논문 중에서도 저널의 품질을 판단하는 피인용지수impact factor가 높은 연구 결과를 소개하고자 한다.

스포츠과학 분야의 과학적 인용 인덱스science citation index expanded, SCIE급 6개 연구에서 총 256명을 대상으로 한 연구 결과를 종합하면 다음과 같다. 첫째, 발 아치가 정상인 사람과 비교하여 오목발 혹은 평발을 가진 사람들은 균형 감각 기능이 감소하였다. 둘째, 오목발과 평발을 가진 사람을 비교하면 오목발을 가진 사람의 균형 감각 기능이 더 약했다. 결론적으로 무지외반증, 족저근막염 등과 같은 족부 질환이 없어도, 평발과 오목발처럼 발 아치 변형이 있는 사람은 정상인과 비교하여 균형 감각 기능이 약하다는 특징이 있다.

  왜 오목발과 평발을 가진 사람은 균형 감각이 떨어질까? 먼저 오목발을 가진 사람의 균형 감각 기능이 떨어지는 이유는 지면과 발바닥이 닿는 면적이 너무 좁기 때문이다. 생체역학적으로 균형 감각에 중요한 요소 중 하나인 지지 면적base of support은 좁을수록 안정성이 감소한다. 따라서, 발바닥이 지면에 닿는 면적이 정상 발과 평발에 비해 작은 오목발은 균형 감각이 떨어질 수밖에 없다.

  두 번째 이유는 오목발의 경우 유연성이 부족하고 발관절의 다양한 뼈와 인대 근육을 미세하게 조절하는 기능이 떨어진다. 한 발로 가만히 서 있는 자세에서도 발은 아주 미세한 회내와 회외의 움직임을 보인다. 이때 오목발은 과도한 회외 상태이기 때문에 지지 면적을 넓힐 수 있는 회내의 움직임에 제한이 생긴다. 즉, 중간 위치에서 회외와 회내의 방향으로 미세하게 움직이며 균형 감각을 조절해야 하는 상황에서 이미 한쪽 방향으로 치우쳐 회외 방향으로 과도하게 발의 뼈들이 정렬되어 있다 보니 균형을 제대로 잡을 수 없게 되는 것이다.

  따라서 오목발로 인해서 발의 경직도가 심하고 발관절의 가동 범위와 유연성이 부족한 사람들은 관절가동술이나 신경가동술 등 유연성 및 관절 가동성을 높이는 스트레칭 운동을 통해 발관절의 움직임 범위를 넓히는 것에 초점을 두어야 한다.

그렇다면 평발인 사람의 균형 감각은 왜 떨어질까? 오목발을 가진 사람은 지지 면적이 좁아 균형을 잘 잡지 못한다고 했으니, 발바닥과 지면이 닿는 면적이 넓은 평발은 정상 발보다도 균형 감각이 더 좋아야 하는 게 아닌가? 하지만 연구 결과, 평발인 사람의 균형 감각은 정상 발 아치를 가진 사람보다 떨어졌다. 물론 오목발에 비해서는 평발처럼 지지 면적이 넓은 것이 더 유리하다. 하지만 인간의 균형 감각에는 지지 면적만 영향을 미치는 것이 아니다.

한 발로 서서 자세를 유지할 때 몸은 미세하게 흔들리고, 몸의 흔들림에 따라서 발관절도 실시간적으로 미세하게 움직이며 균형을 조절한다. 이때, 발관절의 움직임을 유심히 관찰하면 발 아치가 낮은 평발인 경우 발관절의 중립 위치인 거골 밑 중립 축에서 힘의 방향과 관절의 중립 위치가 발 안쪽으로 쏠려 있다. 즉, 평발로 인해서 발바닥이 지면과 더 많이 닿아 있긴 하지만, 발의 중립 위치가 안쪽으로 치우쳐 있어서 힘이 한쪽으로 쏠리게 된다. 이 경우 발 안쪽으로 많은 힘이 가해져서 균형을 잃지 않기 위해서는 발을 회외시키는 힘이 필요하다. 이때 과도하게 안쪽으로 쏠려 있던 발관절의 중립 위치가 바깥쪽으로 힘을 이동시키면서 미세하게 몸의 흔들림이 커지게 되는 것이다. 결국 발관절의 거골 밑 중립 축의 위치가 안쪽, 바깥쪽으로 쉬지 않고 계속 움직이게 되면서 발관절이 불안정해지고 몸의 흔들림이 커져 균형 감각의 손실을 야기한다.

특히 평발인 사람의 균형 감각을 평가할 때는 엄지발가락의 제1중족지골 아랫면, 즉 지면과 엄지발가락 관절 아랫면이 계속 붙었다가 떨어지는 현상이 발생하는지를 관찰하는 게 중요하다. 발관절의 불안정성과 균형 감각의 상관성을 평가할 때 쓰는 풋 리프트 테스트^{foot lift test}는 이 현상을 기준으로 한 검사이다. 눈을 감고 30초 동안 한 발로 선 자세에서 엄지발가락 관절이 지면에서 떨어지는 횟수가 6회 이상 되는 경우 양성 반응으로 간주한다. 또한 임상 현장에서 평발을 가진 사람에게 이 검사 방법을 사용하여 발관절의 불안정성을 관찰할 수 있고, 발관절이 회내, 회외 방향으로 많이 움직이는 사람일수록 균형 감각이 손실되었다는 것을 관찰할 수 있다.

발 아치 유형은 평발, 정상 발, 오목발 총 3가지로 나뉘며 오목발과 평발은 균형 감각 감소의 원인이 된다. 발바닥이 지면과 닿는 면적이 너무 좁아도 안 되고 너무 넓어도 안 된다는 점을 기억해야 한다. 거골 밑 중립 위치 회전축을 바탕으로 발 아치가 정상적으로 유지된 상태에서 발이 회내와 회외 방향으로 미세하게 움직일 때 가장 이상적인 균형 감각 기능을 발휘할 수 있다.

현재 오목발의 근본적인 원인을 치료하는 방법은 많이 검증되지 않았지만, 앞서 언급한 발관절의 유연성을 개선하는 방법을 추천한다. 반대로, 발 아치가 심한 평발인 경우에는 발 아치의 구조적 정렬을 중립으로 맞추는 개인 맞춤형 인솔을 추천하며, 발가락굽힘근을 사용하여 발바닥이 지면에 밀착되는 접지력을 향상시키는 운동이 필요하다. 특히 발 내재근 중 엄지발가락에 연관된 근육이 40%에 달하기 때문에 엄지발가락을 바닥으로 누르는 힘을 키우는 게 무엇보다 중요하다. 엄지발가락이 지면을 누르는 힘이 강해지면 발 내측 종아치로 연결된 엄지발가락벌림근과 엄지발가락굽힘근도 활성화되어 발 아치의 강성이 높아지게 된다. 따라서, 평발이면서 균형을 잡기가 어려운 사람들은 엄지발가락을 지면에 강하게 누르는 운동과 함께 양발 혹은 한 발로 선 자세에서 발가락굽힘근을 최대한 사용하여 발이 지면에 견고하게 밀착되도록 접지력을 높이는 운동을 하면 균형 감각 기능을 되살리는 데 많은 도움이 된다.

발 아치 Fact Check!

- 발 아치는 종아치 2개와 횡아치 2개, 총 4개의 아치로 구성된다.
- 내측 종아치의 문제는 발 아치에 관한 연구 중 가장 많은 부분을 차지하지만, 2차원적인 관점의 평가는 발 아치의 3차원적인 회전 변형을 평가하지 못하는 한계점을 가지고 있다.
- 발 아치 구조적 정렬의 문제는 회전 변형을 반드시 고려해야 하며, 고관절, 무릎, 발목, 발관절로 이어지는 운동 사슬 연결을 고려한 평가가 진행되어야 한다.
- 발 아치의 구조적 정렬에는 거골 밑 중립 축과 족저 압력 및 근력 기능 검사와 같은 기능적 평가도 동시에 고려되어야 한다.
- 발 아치는 스프링처럼 늘어나면서 충격을 흡수하고 수축하면서 흡수한 힘을 발산하여 에너지 효율을 높이는 데 중요한 기능을 한다.
- 발 아치의 구조적 변형은 스프링을 통한 탄성 에너지 효율을 감소시켜 오래 걷거나 뛸 때 발의 통증, 불편함, 경직, 피로감을 유발할 수 있다.

- 발 아치는 지면과 닿지 않는 공간을 통해 발바닥 감각 신경과 모세 혈관 등이 크게 압박되지 않도록 보호하는 역할을 한다.

- 발 아치는 울퉁불퉁하고 불규칙적인 외부 지면 환경에 따라 발 모양을 유연하게 변형시켜 접지력을 높이고, 무게를 분산시켜 준다.

- 발 아치는 걷거나 달릴 때 발가락, 족저근막, 발관절의 분절 레버인 윈드라스 메커니즘을 통해 앞으로 나아가는 추진력을 발생시킨다.

- 발 아치는 걷고, 뛰고, 달리는 동작에서 하지 관절에 가해지는 지면 반력 충격을 완화시킨다.

- 정상적인 발 아치의 정렬은 거골 밑 중립 축을 기준으로 발에 가해지는 힘의 방향을 조절하여 균형 감각을 높인다.

발가락, 뭉치면 죽고 흩어지면 산다

　건강한 발의 기준에서 빼놓을 수 없는 요소 중 하나가 발가락 정렬 상태이다. '하나를 보면 열을 안다'라는 속담처럼 발가락의 구조적 정렬 상태만 봐도 건강한 발인지 아닌지를 알 수 있다. 특히 발가락의 정렬 상태는 육안으로도 누구나 확인이 가능하다. 발가락이 서로 모인 형태와 발가락이 떨어져 있는 형태 중 어느 쪽이 더 건강할까? 당연하게도 한쪽으로 치우치거나, 굽어 있거나, 서로 뭉쳐 있는 발가락들이 건강해 보이지는 않을 것이다. 잠시 책을 덮고 발가락 정렬 상태를 확인해 보자.

　'뭉치면 살고 흩어지면 죽는다'라는 말이 있다. 모두가 힘을 합쳐서 어려움을 헤쳐 나가자는 구호지만, 적어도 건강한 발의 기준이라는 측면에서는 반대다. 발가락의 정렬 상태를 확인했을 때 발가락이 서로 모여 있다면 건강하지 않은 발이다. 발가락이 서로 떨어져 있어야 좋은 이유는 무엇일까?

　간단한 예로 줄다리기 시합을 상상해 보자. 한쪽 팀은 사람과 사람의 간격이 넓어 각자의 공간이 있고, 다른 팀은 서로 다닥다닥 뭉치고 붙어 있다. 줄다리기 시합에서 이기기 위해서는 각 개인이 최대의 힘을 쓸 수 있어야 한다. 하지만, 서로 붙어 있는 경우 각 개인이 최대의 힘을 충분히 발휘할 수 없게 된다. 발가락도 마찬가지다. 발가락이 서로 붙어서 뭉쳐 있으면, 각 발가락이 움직일 수 있는 범위가 줄어들어서 발가락들이 가진 최대 힘을 발휘할 수 없게 된다. 또한, 발가락들이 뭉치고 모여 있으면 엄지발가락과 새끼발가락을 기준으로 지면에 고정된 부분이 좁아지게 되어 안쪽 또는 바깥쪽으로의 쏠림과 흔들림이 증가할 수 있다. 마지막으로 서로 떨어져 있는 발가락들은 지면을 강하게 누르면서 발바닥의 접지력을 최대로 하여 발의 안정감을 높일 수 있는 데 반해 뭉치거나 옆으로 휘어지는 발가락들은 접지력을 높일 수 없다.

앞서 다루었던 풋코어 시스템을 기억하는가? 풋코어 근육계 시스템에서 특히 발 내재근들은 발가락을 벌리고, 모으고, 굽히면

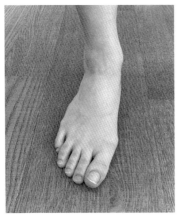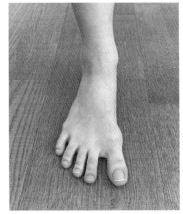

[그림 2-31] 모인 발가락(좌)과 벌린 발가락(우)

서 지면과의 접지력을 최대한 높이는 기능이 있다. 하지만, 서로 뭉치고 붙어서 잘 움직이지 못하는 발가락에서는 내재근들이 점진적으로 약화되어 발의 접지력 감소로 인한 불안정성이 높아지게 된다. 실제 발 내재근들의 크기를 측정한 연구에 따르면 대표적인 발 질환인 무지외반증과 족저근막염이 있는 사람의 발 내재근 단면적 크기는 정상 발에 비해 작고 근력도 약했다.

건강한 발 기능을 높이기 위해서는 발 내재근들이 잘 기능할 수 있게 발가락들이 자유자재로 움직일 수 있는 공간이 확보되어야 한다. 만약 발가락들이 뭉쳐지고, 모여 있고, 한쪽으로 쏠려 있다면, 우선 발가락을 최대한 벌리는 움직임을 실행해야 한다. 발가락을 최대로 벌려서 발가락들이 각자 움직일 수 있는 공간을 확보해야 한다는 점을 잊지 말자.

또한, 발가락을 벌리는 것만큼 중요한 기능이 발가락을 굽히는 것이다. 두 발 혹은 한 발로 서고, 걷고, 뛰는 동작에서 발가락의 굽힘근 기능은 발바닥이 지면에 안정적으로 접지할 수 있게 접지력을 높여 주는 중요한 기능이니 발가락을 벌리는 운동 후에 지면을 강하게 누르면서 굽히는 운동을 주기적으로 해 주어야 한다.

발가락의 변형

의학적으로 발가락 변형toe deformity에는 크게 3가지 종류가 있다. 발가락 끝마디가 굽는 추족지mallet toe, 발가락 중간 마디가 굽는

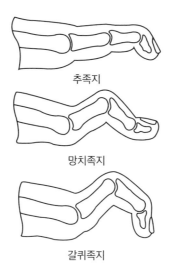

추족지

망치족지

갈퀴족지

[그림 2-32] 발가락 변형의 3가지 종류

망치족지hammer toe, 그리고 발가락 중간과 끝 마디가 모두 굽는 갈퀴족지claw toe가 대표적이다([그림 2-32] 참조).

　발가락 마디가 굽는 발가락 변형에는 다양한 원인이 있지만, 결과적으로 발가락의 구조적 변형이 생기면 신발을 신고 다니기가 불편하고, 걸을 때 발의 피로감이 높아지며 발 통증과 불편함이 발생한다. 기능적으로는 걸을 때 지면을 딛고 앞으로 추진력을 얻는 과정에서 발가락, 발목, 무릎, 고관절로 이어지는 운동 사슬 연결의 관절 가동 범위가 감소하여 발바닥에서 지면의 힘을 흡수하고 그 힘을 발산하는 기능이 떨어진다. 에너지를 제대로 발산할 수 없으니 보행 속도가 감소하고, 발가락과 지면의 접지력 약화로 보행 중 자세 흔들림postural sway이 커진다.

만약 발가락이 바르게 펴져 있지 않고, 마디가 굽어 있다고 판단되면 족부 전문의를 찾아 발 질환 유무를 정확하게 진단받고 치료해야 한다. 물리 치료를 포함한 병원 치료를 초기에 받고, 발 전문 재활 운동 센터에서 주 2회 이상의 재활 운동을 하기를 추천한다. 몸에서 발가락이 갖는 중요성에 비해 발가락의 변형에 대해서는 무관심한 경우가 많다. 하지만, 발가락의 비정상적인 변형은 초기에 통증이 없다고 하더라도 시간이 흐를수록 증상이 악화되고, 더 나아가 발가락의 기능 저하로 인해 신체 활동 수준이 감소하는 문제를 야기한다. 특히나, 신체 기능이 급격하게 감소하는 65세 이상의 노년기에 접어들면 발가락의 변형 및 기능 저하는 균형 감각 기능 감소로 이어져 앉고, 서고, 걷는 가장 기본적이고 일상적인 움직임을 어렵게 만들고, 몸의 흔들림이 커지면서 넘어짐에 대한 두려움과 낙상의 위험도 매우 커지게 된다. 또한, 발가락 통증으로 신체 활동이 감소하게 되면 근감소증(근육 크기 감소, 근력 감소, 근육 내 지방 침윤 심화 등)을 비롯한 심혈관계 질환(고혈압), 대사성 질환(고지혈증, 당뇨, 비만 등), 호흡계 질환의 위험이 동시다발적으로 증가한다는 사실을 꼭 기억해야 한다. 발가락 정렬의 변형과 기능 상실을 가볍게 여겨서는 안 되는 이유이다.

발가락 변형으로 발가락이 지면을 누르는 힘이 감소하면 몸의 밸런스를 유지하는 균형 감각 기능이 감소하면서 신체 전반의 안정성이 무너지게 된다. 두 발을 모으고 가만히 서 있다고 생각해 보

자. 몸이 흔들리지 않고 고정된 상태로 유지되려면 지면과의 접지력이 높아야 한다. 하지만, 발가락들이 지면을 누르는 힘이 감소하면, 발바닥과 지면의 접지력이 감소하여 몸이 앞, 뒤, 좌, 우로 조금씩 흔들리게 된다.

몸의 균형 감각 기능을 간단히 알아보는 방법은 다음과 같다. 지금 자리에서 일어나 맨발로 두 발을 모으고 서서 양손을 가슴에 X자로 교차시키고 30초 동안 가만히 있어 보자. 30초 동안 중심을 잃지 않고 두 발을 모은 상태로 버텼다면 다음 테스트로 넘어간다.

두 번째 테스트는 같은 자세에서 발가락 10개를 모두 위로 들어 올려, 지면에 발가락이 닿지 않도록 하는 것이다. 이 상태로 다시 30초간 가만히 서 있어 보자. 첫 번째 테스트와 두 번째 테스트에서 몸이 흔들리는 정도의 차이를 느낄 수 있었는가? 발가락이 올바르게 정렬된 상태에서 바닥으로 눌러 접지력을 높이면 몸의 안정성은 매우 높아지고, 반대로 발가락을 사용하지 못하게 되면 몸의 안정성은 무너진다. 만약 두 발을 모아서 하는 평가가 너무 쉽다면, 한 발 서기 자세로 바꿔 더 확연한 차이를 느낄 수 있다.

발가락들이 지면과 접촉하여 강하게 바닥을 접지하고 누르는 힘을 주는 것은 서 있는 동작과 걷는 동작에서 매우 중요한 발가락의 기능이다. 발가락의 정렬이 변형되고 틀어지면 지면을 누르는 접지력이 감소하게 되어 흔들림은 커질 수밖에 없다. 따라서 균형 감각 기능을 위해서는 발가락이 지면을 누르는 힘이 감소하지 않도록 관리하는 것이 매우 중요하다. 발가락 기능 향상을 위한 운동들은 6장 건강한 발 운동을 참고하길 바란다.

3장

아픈 발

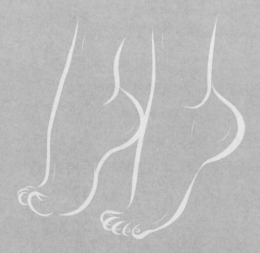

패션을 위한 고통

기능성 신발과 관련된 일을 20년 이상 해 오면서 본인의 발과 맞지 않는 신발 때문에 발생한 통증과 발 변형으로 고생하는 사람들을 너무나도 많이 만났다. 하지만 아이러니하게도 그들 중 상당수는 자신을 아프게 한 신발을 탓하기보다 본인이 예쁘다고 생각하는 형태나 브랜드의 신발을 신지 못하는 것을 괴로워한다. 신발은 인간의 발을 보호하기 위해 개발되었지만, 어느 순간부터 기능보다는 패션의 역할이 더 커지게 되었다. 그저 예쁘다는 이유로 보행 이상을 유발하고 발 질환 위험을 높일 수 있는 신발까지도 무분별하게 팔려 나간다는 사실이 매우 안타깝다.

패션 때문에 신발 앞코의 발볼이 좁거나 하이힐과 같이 뒷굽이 높은 신발들을 자주 신게 되면 발에 변형이 일어나 무지외반증, 족저근막염, 지간신경종 등과 같은 발 질환의 발병 위험을 높이게 된다. 잘못된 신발 착용으로 보행 중 족저 압력이 바뀌게 되면 점진적으로 발 아치 기능 저하를 비롯한 구조적 변형이 일어난다. 신발의 뒷굽이 5cm, 7cm, 10cm로 높아지면 발에 가해지는 압력이 약 2.1배, 3.4배, 4.6배로 늘어난다. 결국 장기적으로 평발화와 같은 발의 구조적인 퇴행성 변화가 생길 수 있다.

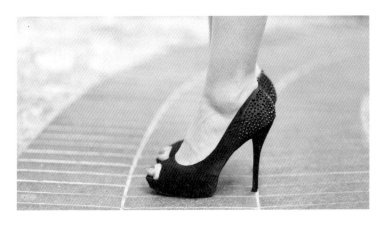

[그림 3-1] 발에 높은 압력을 가하는 하이힐

　발에 맞지 않는 신발을 계속 착용할 경우, 20대 때에는 발허리 뼈의 머리 부분과 발가락으로 연결되는 관절 등에 피로감과 압박, 약한 통증을 느끼는 정도지만 40대 후반부터는 발 아치 기능 저하와 구조 변형으로 기능적 평발화를 겪게 될 가능성이 커진다. 이는 엄지발가락 관절이 내측으로 돌출되는 무지외반증이나, 엄지발가락이 두 번째 발가락 위 혹은 아래에 놓이게 되는 관절 변형을 야기하여 신발 착용을 불편하게 만들고 통증 때문에 올바르지 못한 방식으로 걷게 한다.

　발은 위치상 몸의 가장 바닥에서 압력과 중력 및 지면 반력을 모두 받아 내는 몸의 가장 중요한 축이다. 따라서 사람이 걷고 이동하는 이상 계속 압박을 받기 때문에 한번 발에 통증 및 질환이 생기면 병변의 진행을 멈추기가 쉽지 않다. 또한 불편함을 피하기 위해 발, 발목, 무릎, 고관절 등 하지 전체의 관절들을 비정상적인 방향으로 틀며 움직이기 때문에 발뿐만 아니라 하지 관절에 다른 질환 및 통증까지 발생시킬 수 있다. 따라서 신발을 선택할 때는 발의 너비 및 둘레, 발과 발가락의 형태에 잘 맞는지, 굽 높이는 5cm를 넘지 않는지를 꼭 고려해야 한다.

발의 크기가 우리 신체에서 차지하는 비율은 높지 않지만 우리 몸 전체 뼈의 약 25%는 발에 있다. 양발에 있는 52개의 뼈와 족저근막, 여러 근육들은 체중을 견디고 평생을 생활해 나갈 수 있도록 굉장히 유연하고 강하게 자리 잡고 있다. 하지만 이러한 인체의 구조를 무시한 채 발의 자연스러운 움직임을 방해하고 통증 및 발 변형을 일으키는 신발들을 계속 신는다면 발의 강력한 기능과 구조는 세월이 지남에 따라 점점 약해질 것이다. 특히 신체의 인대가 느슨해지고 근력이 감소하는 40대 중반 이후에는 높은 힐 형태의 제품은 신고 싶어도 신지 못하는 발 상태를 갖게 될 확률이 높다.

하이힐 못지않게 발 건강을 해치는 신발 유형은 또 있다. 밑창이 너무 얇고 낮은 플랫슈즈나 흔히 플립플롭flip-flop이라고 불리는 슬리퍼다. 심각한 무지외반증으로 기능성 신발을 찾는 이들에게 '저는 하이힐 같은 건 신은 적이 없어요'라는 말을 종종 듣게 된다. 주로 발 앞쪽, 발가락이 들어가는 부분인 토 박스toe box가 좁고 바닥굽이 거의 없는 플랫슈즈를 슬리퍼처럼 끌면서 신은 경우다. 이런 제품들 또한 정상적인 보행을 하기가 힘들며 발에서 신발이 걸리는 부분이 발 앞쪽의 작은 공간뿐이다 보니 발가락 앞쪽이 신발 앞부분으로 밀려 들어간 상태로 힘을 줘서 신발을 계속 끌고 다니는 형

태로 걷게 된다. 이런 경우에도 발의 관절들은 제대로 움직이기 힘
들고 발가락이 계속 앞쪽으로 압박을 받으며 발의 내측 아치가 계
속 무너지는 형태로 걷게 되기 때문에 무지외반증이나 족저근막염
이 생길 위험이 높다.

전 생애에 걸쳐 걷고, 뛰고, 이동하는 모든 순간에 신발은 너무
나도 지대한 영향을 미친다. 아름다움을 추구하며 선택한 신발이
발의 구조와 기능에 장기적인 문제를 일으키는 경우를 수도 없이

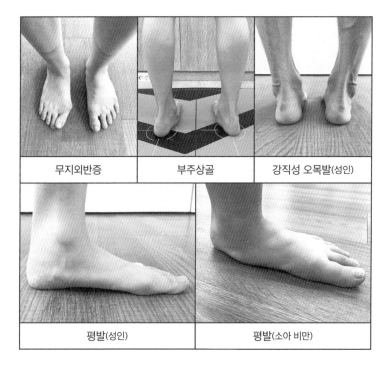

[그림 3-2] 구조적 변형이 일어난 '아픈 발'

봐 왔다. 앞서 말했듯 발 질환은 한번 발생하면 멈추지 않고 진행되는 진행형 병변이다. 해결법은 올바른 신발을 선택하고 신발을 신는 잘못된 습관을 고치는 방법뿐이다.

극한으로 밀어붙이는 운동, 오버트레이닝

맞춤형 인솔을 제작하러 오거나 기성품을 구매하러 오는 고객 중 상당수는 운동을 즐겨 하는 사람들이다. 아마추어부터 프로 운동 선수, 선수가 아니더라도 '과연 취미 활동이라고 할 수 있을까'라는 생각이 들 정도로 긴 시간을 들여 자주 운동하는 사람들까지 다양하다. 골프, 테니스, 스케이트, 달리기, 높이뛰기, 배구, 농구, 축구 등 종목도 가리지 않는다.

만약 지금까지 운동을 즐겨 오면서도 발이나 발 아치의 통증, 기능적 불편함, 신발의 문제점을 느끼지 못했다면 다행스럽게도 아주 좋은 발의 구조 및 기능을 타고난 것일지 모른다. 하지만 대부분 일반인에 비해 발을 과도하게 사용한 경우 20대 후반~30대 초반이라도 60대 이상과 유사한 발 상태를 보인다. 발의 아치 구조가 무너지고, 양발의 규격에 차이가 생기고, 발 아치에 압박 통증을 느끼는 증상 등을 호소하는 경우가 많다. 특히 프로 운동 선수는 강하게 뛰거나 움직이면서 엄지발가락 기능이 약해지고, 발이 외측으로 돌아 나가는 형태로 기능적 문제가 발생해 부상 확률이 더욱 높아지기도 한다.

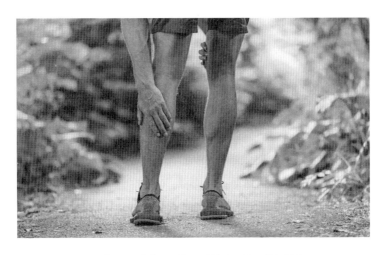
[그림 3-3] 하지 통증을 유발할 수 있는 과한 운동

　프로 운동 선수뿐만 아니라 일상적인 운동 애호가들도 과도한 트레이닝으로 인해 발 구조와 기능에 문제를 겪을 수 있다. 특히, 반복적인 충격과 과도한 사용으로 발의 아치가 약해지고 근육에 피로가 쌓이면 발의 정렬이 불균형해질 수 있다. 스포츠의학 연구에 따르면, 과도한 운동은 발의 아치를 지탱하는 근육과 인대에 지속적인 스트레스를 주어 발 아치의 변형을 초래할 수 있으며, 이는 장기적으로 족저근막염이나 무지외반증 등을 유발할 수 있다. 따라서 운동량과 방법을 조절하고, 발 상태에 맞는 적절한 신발과 인솔을 사용하는 것은 발 건강을 위해 매우 중요한 일이다.

　직업이 아닌 취미라면 발의 구조 및 기능의 문제가 심하고 양발의 규격이 많이 달라진 상태에서는 운동 횟수나 방법 등을 바꾸기를 되도록 권하고 싶다. 걷고 달릴 때 발 아치가 많이 무너지는 부분을 확인하고 구조 및 기능을 보조할 수 있는 제품을 제작할 수는 있지만, 이것이 문제의 근본적인 해결책은 아니다. 주된 원인은 본인이 견딜 수 있는 정도보다 너무 과하게 발을 혹사한 것이기 때문이다. 사람마다 가지고 있는 몸의 구조와 기능적 특질은 모두 다르다. 친구가 매일 10km를 달린다고 해서 나도 할 수 있을 것이라는 생각은 다시 고려해 볼 필요가 있다. 본인의 발과 발 아치의 구조 및 기능이 장시간 달리기에 적합하지 않다고 판단된다면 자전거와 같은 다른 유산소 운동을 선택하는 것이 나을 수 있다.

필자 역시 사람마다 갖는 발의 구조 및 기능적 차이를 무시하고 하고 싶은 운동에 전념하던 때가 있었다. 어릴 때는 축구를 좋아했고, 20대에는 농구를 즐기며 발과 발 아치에서 보내는 불편함을 무시하고 계속 같은 운동 습관과 패턴을 유지했다. 하지만 그러다 보면 얼마 지나지 않아 아킬레스 건병증, 족저근막염, 무지외반증 등의 증상을 다른 사람보다 일찍 겪게 될 수 있다는 점을 염두에 둘 필요가 있다.

앞서 설명했듯이 발 질환은 한번 발생하면 일상에서 걷거나 움직일 때 꾸준히 영향을 미치며 악화하기 쉽다. 그런 시점이 오게 되면 좋아하던 운동은 고사하고 아주 기본적인 움직임에서조차 크게 제약을 받게 된다는 사실을 미리 인식하고 운동량이나 방법들을 조율해 나가기를 바라는 바이다.

프로 선수는 운동이 직업이기 때문에 미리, 그리고 주기적으로 발 상태를 잘 평가해서 적절한 보조구를 활용하기를 권한다. 유럽 운동 팀에서 선수들을 관리하는 모습을 보면 발 상태를 주기적으로 평가하고 인솔을 미리 처방해서 활용한다. 한국에서도 이러한 부분이 더 활성화된다면 운동의 기능적인 면이나 선수들의 활동 수명에도 많은 도움이 되지 않을까 생각한다.

서 있는 일의 부담

풋 컨설팅을 찾는 고객 중에는 직업적인 이유로 발의 압박과 통증을 느끼는 사람이 아주 많다. 그리고 그들 중 대다수는 본인의 직업 때문에 발이 혹사당하고 있고 그것이 발 질환 및 통증의 원인이라는 사실을 인지하고 있다. 하지만 현실적으로 직업을 바꾸지 않는 이상 불편함을 감수할 수밖에 없다. 이런 경우 최대한 편안하게 생활할 방법을 찾아 어려움을 덜 수 있도록 돕기 위해 필자 역시 노력하게 된다. 장시간 서 있는 직업을 가진 사람들은 발 건강에 특히 주의해야 한다. 발에 지속적으로 가해지는 압박과 부담은 족저근막염, 무지외반증 등 다양한 발 질환을 유발할 수 있다. 스포츠 의학 연구에 따르면, 장시간의 정적인 자세는 하지의 혈류 장애와 근육 피로를 증가시킬 뿐만 아니라 발의 아치 구조를 약화시킬 수 있다.

오래 서 있는 직업군으로 떠올려 볼 수 있는 것 중 하나는 교단에 서는 선생님이다. 최근에는 강의할 때도 편안한 신발을 신는 경우가 늘어나고 있지만, 과거에는 대체로 구두, 힐 등을 신고 하루에 3~6시간 또는 그 이상을 서서 수업하면서 족저근막염, 무지외반증, 발볼 압박 통증 등으로 고통받는 교사들이 많았다. 이처럼 어쩔 수 없이 오래 서 있어야 하는 경우 신발 형태를 드레스화에서 컴포트화나 운동화 형태로 바꿔 신도록 권한다. 하지만 사람에 따라서는 차림새를 이유로 이 같은 변화를 꺼릴 수도 있다. 이럴 때는 드레스화라고 하더라도 아웃솔과 인솔에 충분한 쿠션감과 지지력이 있으며, 발이 지치고 부어 커질 때도 발볼에 압박이 덜 가는 소재의 제품을 착용해 볼 것을 권한다. 다행히 요즘은 직업별 복장 제한이 많이 완화되어 신발에 대한 선택지가 넓어지면서 발 건강을 지킬 수 있는 환경이 조성되어 가는 듯하다.

이외에도 매장 판매직이나 병원 등에서 근무하는 직종도 오래 서 있는 생활을 하는 기간이 길어지다 보면 발 변형 및 통증을 호소

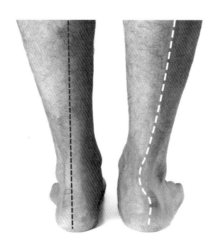

[그림 3-4] 장시간 체중을 한쪽에만 싣고 선 경우 발생하는 발의 변형

하게 된다. 가능한 한 짝다리를 짚거나 몸의 체중을 한쪽에만 실어 놓은 상태로 오래 서 있지 않도록 해야 한다. 또한 1시간에 한 번 정도는 휴게 시간을 반드시 만들어, 앉아서 신발을 벗고 다리를 올려 둠으로써 발 아치와 하지에 가해지는 하중을 덜어 주는 것이 필요하다. 아직 2~3시간 정도는 거뜬히 서 있을 수 있다고 생각하는 사람이라면 변형이 찾아오기 전에 예방하는 것이 최선이니 지금이라도 꼭 발을 쉬어 주는 시간을 가지라고 전하고 싶다.

젊은 운동 선수들처럼 발 상태가 아무리 건강하고 근육 상태가 좋다고 하더라도 3시간 이상 계속해서 발에 압력을 주는 행동은 발 아치를 지치게 하고 무너뜨린다는 것을 염두에 두길 바란다. 잘못된 자세는 발과 하지에 불균형한 압력을 가하며, 장기적으로는 구조적 문제를 야기할 수 있다. 따라서 교사, 매장 판매원, 병원 직원 등 오래 서 있어야 하는 직업군에서는 적절한 신발 선택과 작업 환경의 조정이 필수적이다. 발의 편안함을 최대화하려면 충분한 쿠션과 아치를 지지하는 기능이 있는 신발을 착용할 필요가 있다. 유니폼이 있거나 규정 때문에 신발의 형태를 본인의 의지대로 바꾸는 것이 어렵다면 신발이나 슬리퍼 내에 인솔을 넣어 신거나 아치를 지지해 주는 보조기를 사용하는 방법도 있다. 직업상 오래 서 있어야 할 때 발의 압력을 분산시키고, 통증을 감소시키는 데 도움을 줄 것이다.

최근에 기억나는 케이스로, 본인 체중 정도의 무거운 짐을 계속 나르는 일을 하는 남성이 있었다. 족저근막염으로 인한 뒤꿈치

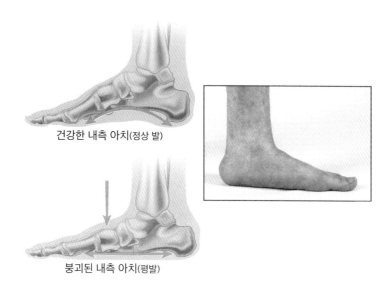

건강한 내측 아치(정상 발)

붕괴된 내측 아치(평발)

[그림 3-5] 압박으로 인한 발의 평발화

부위의 통증이 너무 심해서 신발 안에 3개 정도의 인솔을 끼고 일했다고 한다. 그러나 모두 얇은 스펀지로 만들어진 인솔들이었기 때문에 통증과 불편함을 전혀 해소해 주지 못하고 있었다. 소재의 특성을 잘 몰라 생긴 안타까운 결과다. 스펀지라는 소재의 특성상 무게가 가해지면 쿠션 기능을 상실하고 가라앉게 되기 때문에 발에 가해지는 압력을 분산하는 기능이 금방 한계점에 달하게 된다.

다행히도 최근에는 혁신적인 신소재 개발이 계속 이루어지고 있어, 충격 흡수와 족저 압력 분산에 용이하면서도 탄성이 오랫동안 지속되는 소재의 제품으로 교체하도록 안내할 수 있었다. 작업용 신발은 단순히 편안함을 넘어서 발의 건강까지 지키는 중요한 요소이다. 신발 및 인솔은 발의 형태 및 사용 용도에 따라 선택해야 하며, 발가락이 자유롭게 움직일 수 있도록 충분한 공간을 제공해야 한다. 또한, 충격 흡수 기능이 뛰어난 소재와 발의 아치를 적절히 지지해 주는 소재 및 구조적 디자인을 갖춘 제품을 선택하는 것이 중요하다.

또 다른 케이스로, 골프를 너무 좋아해서 주 3~4회씩 운동을 다니다가 몸에 이상을 느끼고 찾아온 고객도 있었다. 골프를 치며 발의 무게 중심을 왼발에 많이 두다 보니 오랜 세월 동안 양발에 가해지는 압력의 차이가 커진 것이다. 결국 양쪽 발 아치의 높이 및 기능에도 많은 차이가 생기고 발 규격도 2cm 이상 차이가 나면서 신발을 신거나 몸의 균형을 잡기가 불편해지는 현상을 겪게 되었다.

이처럼 좋아하는 운동을 장시간 하거나 직업적으로 오래 서 있어야 하는 직종을 가진 사람들이 겪는 발의 압박과 통증은 굉장히 다양하다. 하지만 앉고, 서고, 걷는 습관에 대한 움직임 히스토리를 확인해 보면 대체적으로 원인을 찾아낼 수 있다. 각자의 생활 습관 및 움직임에 대한 꾸준한 관찰을 통해 발에 가해지는 압력을 잘 분산하고 지나친 압력이 오랫동안 가해지지 않도록 방법들을 모색함으로써 해결책을 찾아 나갈 수 있다.

내 발에 맞는 신발 찾기

　　신발 선택의 중요성은 스포츠의학에서 강조하는 주제 중 하나이다. 스포츠의학 연구에 따르면, 발에 맞지 않는 신발은 통증과 질환의 주요 원인 중 하나이기 때문이다. 맞지 않는 신발은 발 건강을 해치고, 장기적인 발 문제로 이어질 수 있다. 발 통증 및 질환과 관련된 연구 논문들에서 빠지지 않고 등장하는 3가지 원인이 있다. 첫 번째는 유전적 소인, 두 번째는 발 아치의 구조와 기능의 문제, 세 번째가 발에 잘 맞지 않는 신발의 문제다. 발의 통증과 질환 때문에 인솔, 신발, 보조기를 찾는 사람들을 현장에서 오랫동안 보아온 경험에 비추어 보면, 발 아치의 문제도 대부분 가족력인 것으로 나타난다. 예를 들어서 아버지의 발이 평발이면 자녀들 또한 평발인 경우가 많다. 발 구조의 문제는 성장하면서 발 기능 및 하지 정렬의 이상, 다리 길이 편차 등으로 이어지고, 변형과 통증이 생기며 잘못된 방식으로 걷게 되는 일련의 과정들이 가족 간에 비슷하게 나타난다. 따라서 가족 중 한 사람이 방문한 뒤에는 가족 구성원들 몇 명이 함께 다시 방문하는 모습을 어렵지 않게 보게 된다.

　　물론 잘못된 신발의 문제도 가족의 영향을 완전히 무시하기는 어려울 듯하다. 어려서는 부모님이 사 주시는 신발을 신고, 성장하면서 부모님이 신는 신발의 형태나 신발 착용 습관을 그대로 받아들이기도 하기 때문이다. 우리는 알게 모르게 자신이 속한 준거 그룹의 영향을 받아서 생각하고 행동하기 마련이다. 패션의 형태는 나라, 지역, 직장, 무엇보다 늘 함께하는 가족의 영향을 받을 확률이 매우 높기 때문에 잘못된 방식으로 신발을 착용하는 습관이 자리잡혀 있다면 발 건강에 상당한 악영향을 미칠 수밖에 없다.

과거에는 발이 크면 미적으로도 좋지 않고, 신발을 구매하기도 어렵다는 인식이 많던 시절이 있었다. 피부가 붉게 변하고 통증을 느끼거나 심할 경우 피부가 벗겨지며 피가 나는 경우도 있었지만, 그렇다 하더라도 신발은 좀 작게 해서 발이 꽉 끼도록 신어야 한다는 견해가 있었다. 지금도 패션화 같은 경우 본인의 실제 발 치수보다 작은 제품을 신는 모습을 자주 보게 된다. 또한, 운동 선수들의 경우에도 발이 신발 안에서 돌면 안 된다는 생각이 강해서 본인의 발보다 한 치수 정도 작은 제품을 신기도 한다. 하지만 발에서 느끼는 불편감이나 통증, 변형이 견디기 힘들 정도가 되거나, 병원에서 진단명이 나오지 않는데도 서 있거나 걷는 것이 너무 불편하거나, 부상이나 운동 수행 능력의 문제 등이 발생하며 끝내 기능성 신발이나 보조기를 찾게 된다.

신발은 생각보다 발 건강에 큰 영향을 미친다. 잘 맞지 않는 신발은 물집, 굳은살, 티눈부터 건막류, 내향성 발톱에 이르기까지 수많은 문제를 일으키는 조용한 적이다. 어려서부터 발에 불편함을 주는 신발에 대해 "발을 신발에 맞춰서 신으면 된다"라거나 "신다 보면 신발은 늘어나서 맞게 된다"라는 이야기를 들으면서 불편함이나 통증에 무감각해진 경우들이 많다. 특히 여성의 경우 하이힐이나 패션화를 신으며 생긴 발뒤꿈치, 발볼, 발가락, 발등 등의 통증을 수십 년간 견디며 생활해 온 사례가 적지 않다.

그러나 꽉 끼는 신발은 혈류를 수축시키고 신경을 압박하며 발관절이 정상적인 걸음걸이를 만드는 동작을 제한한다. 반면, 너무 헐렁한 신발은 발뒤꿈치부터 발 아치까지를 거의 지지해 주지 못하고 발목과 발이 신발 안의 남는 공간에서 과하게 움직이게 만들어 긴장과 불편함을 유발한다. 발에 꽉 끼는 신발도 발에서 가장 넓은 부위인 발볼 부위와 신발의 마찰을 통해 건막류 등을 유발하지만, 너무 큰 신발도 신발 안에서 발의 앞뒤 움직임이 과하게 일어나며 마찰을 일으켜 마찬가지로 건막류를 유발한다.

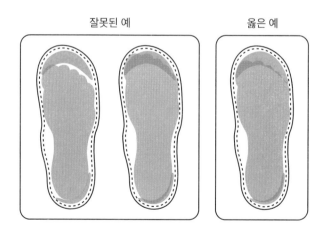

[그림 3-6] 신발 착용 시 내부에 필요한 여유 공간

또, 발의 변형으로 인하여 오른발과 왼발의 규격이 다른 경우, 한쪽 발에 신발을 맞추면 나머지 한쪽 발에는 신발이 잘 맞지 않게 된다. 이런 신발은 한쪽 발의 혈액 순환을 방해하여 감염 등으로부터 회복 및 개선되기 힘든 상태를 만들기도 하고, 걸음걸이를 힘겹게 만들어서 움직임을 제한한다. 이러한 원인이 영향을 미쳐 신체 정렬 문제, 근손실, 대사성 질환 문제 등을 일으키기도 한다.

고심해서 고른 신발을 막상 구매해서 신고 나갔더니 잘 맞지 않았던 경험을 누구나 한 번쯤 해 본 적이 있을 것이다. 이유는 크게 두 가지로 구분해 볼 수 있다. 첫 번째는 신발의 모양을 고를 때

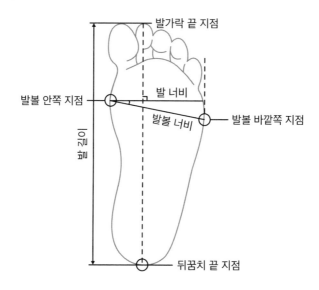

[그림 3-7] 잘 맞는 신발을 위해 측정해야 하는 부위

발의 형태를 제대로 고려하지 않기 때문이다. 신발을 제조하는 공학적인 과정을 생각해 보면 어떤 신발을 골라야 하는지 쉽게 알 수 있다.

신발을 만들 때는 우선 뒤꿈치에서 발가락과 발허리뼈를 잇는 중족지절 관절 부위까지의 위치를 기반으로 길이를 결정한다. 그 이후 앞코가 둥근 제품, 사각인 제품, 유선형인 제품, 앞코가 뾰족한 제품, 롱 노즈 타입의 앞코가 긴 제품 등 디자인에 따라 신발 제조의 기본 틀이라고 할 수 있는 라스트(구두 골)를 성형하여 제작된다. 따라서 발에 잘 맞는 신발을 고르기 위해서는 일차적인 발 길이인 뒤꿈치에서 발가락까지의 거리 및 발볼 너비, 둘레가 맞는 제품인지 확인해야 한다([그림 3-7] 참조).

다음으로 본인의 발이 엄지발가락이 긴 형태인지, 두 번째 발

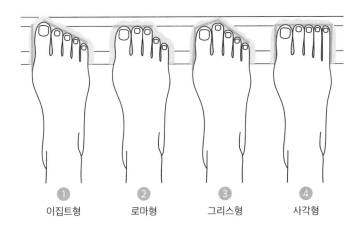

<table>
<tr><td>①</td><td>②</td><td>③</td><td>④</td></tr>
<tr><td>이집트형</td><td>로마형</td><td>그리스형</td><td>사각형</td></tr>
</table>

[그림 3-8] 발가락 길이에 따른 발의 형태

가락이 긴 형태인지, 발가락 길이가 전체적으로 비슷한 사각 타입의 형태인지 등에 맞게 신발 앞코의 모양을 결정해서 구매하여야 발가락 및 발가락 관절의 움직임이 정상적으로 작동할 수 있다([그림 3-8] 참조). 하지만 이를 무시하고 기존에 습관적으로 신던 사이즈를 그대로 구매하거나 발가락 형태 및 발볼 너비에 대한 규격을 보지 않고 브랜드 위주로 구매를 한다면 맞지 않는 신발에 의한 발 질환들은 계속 발생할 수밖에 없다.

두 번째 문제는 움직일 때 발가락에 필요한 공간을 고려하지 않는다는 점이다. 신발이 너무 작거나 크면 발의 자연스러운 움직임을 방해하고, 통증 및 기타 구조적 문제를 일으킬 수 있다. 따라서 신발의 길이와 폭이 적절해야 하며, 특히 발가락에 충분한 공간을 제공해서 발관절이 제대로 움직일 수 있어야 한다. 어떤 형태의 신발이든 앞쪽으로 갈수록 조금씩 공간이 줄어들기 때문에 발뒤꿈치를 신발 뒤축에 밀착하고 발을 놓았을 때 신발 앞쪽 끝부분에서 1~2cm 정도의 여유 공간을 두어 발의 팽창을 허용하는 것이 이상적이다. 하지만 이렇게 적정 공간이 남는 것을 신발이 크다고 생각하고 발에 딱 맞게 구매하게 되면 문제가 발생한다. 걷는 동안 발이 신발 앞쪽으로 일정 부분 밀리면서 발가락 부분이 망치족지 형태로 변형되기도 하고, 2~3시간 정도 서 있거나 걷는 등 움직이고 나면 발 아치의 기능이 떨어지면서 발의 크기가 커지고 넓어지는데 이럴 때 발이 신발에 의해 과도한 압력을 받으면 발관절을 제대로 움직이지 못하게 되거나 변형 및 통증을 겪는 원인이 되기도 한다.

일반적으로 신발 밑창은 노면에 마찰되며 사용하도록 설계되어 있다. 그렇기 때문에 신발이 발에 잘 맞는지를 제대로 확인하려면 1시간 정도는 신은 채로 걷거나 운동을 해 봐야 한다. 하지만 제품의 특성상 아스팔트에서 착용 테스트를 장시간 한다면 중고가 되어 판매할 수 없는 상태가 되어 버리고 만다. 따라서 신발을 구매할 때는 가능한 한 실내의 카펫 위에서 짧은 시간 시착해 볼 수밖에 없다. 이러한 상황 속에서 발 규격에 맞는 신발을 찾으려면 본인의 발 길이, 너비, 둘레와 발가락 형태를 정확히 알고 신발 앞쪽에 1.3cm 이상의 공간이 확보되도록 해야 맞지 않는 신발 때문에 발생하는 발 통증과 변형을 최대한 예방해 나갈 수 있다.

잘 맞지 않는 신발을 계속 착용하게 되면 원래 가지고 있던 유전적 소인의 영향을 악화시킬 수도 있다. 예를 들어, 건막류 가족력이 있는 사람은 좁고 뾰족한 신발을 신는 것이 질환의 발병을 촉진하게 되고, 유전적으로 발 아치가 높은 사람은 신발 밑창에 쿠션이 없는 신발을 신었을 때 발에 가해지는 충격을 흡수하기가 어려워 발의 뻣뻣함과 불안정성이 가중되며 발목이 불안정해 한 해에도 몇 번씩 발목 염좌가 생기는 등의 문제가 발생할 수 있다.

신발의 구조는 발의 기능에 중대한 영향을 미친다는 것을 반드시 명심해야 한다. 발뒤꿈치에서 발허리뼈까지의 지지가 적절하게 이루어져야 하며, 신발의 모양은 발가락의 자연스러운 배열을 방해하지 않아야 한다. 발 모양에 맞지 않는 신발은 발의 정렬을 방해하게 되고, 발관절의 움직임을 저해해서 결국에는 아치 기능의 약화와 구조의 변화를 일으키고, 무지외반증이나 족저근막염 같은 발 문제를 유발할 수 있다. 발 건강의 가장 중요한 열쇠는 무엇보다도 예방이다. 한번 틀어지기 시작한 발의 규격과 아치 구조 및 기능의 문제들은 진행형 병변으로 계속해서 하지 사슬을 따라 변형과 통증을 일으키는 문제를 발생시키기 때문이다. 따라서 발가락 및 발관절의 움직임과 아치 지지를 위한 적절한 공간을 확보하면서 편안함과 지지력을 우선시하는 신발을 찾는 것은 생애 동안의 이동성 확보 및 건강을 위해 반드시 필요한 일이다.

생활 속 움직임과 발 건강

바른 자세와 바른 움직임은 물론 건강에 좋다. 하지만 일상에서 앉고, 서고, 걷는 자세를 잘 유지하는 것이 발 건강에 얼마나 많은 영향을 미치는지 알고 이를 고려해서 움직이는 사람은 많지 않은 듯하다. 잘못된 걸음걸이처럼 발 건강에 영향을 미치는 나쁜 습관들은 발, 무릎, 고관절, 심지어 척추까지 영향을 미칠 수 있다. 몸을 하나의 건물이라고 생각해 볼 때 바닥이 기능적으로 튼튼하지 않고 구조적으로도 휘어져 있다면 중앙이나 윗부분을 아무리 좋게 한들 전체가 잘 설 수 없을 것이다. 여기에 무게까지 가해지면 튼튼하지 않거나 정렬이 틀어져 있는 쪽은 쉽게 망가져 한순간에 전체가 무너질 수도 있다. 따라서 평소의 바른 자세와 걸음걸이가 발 건강에 미치는 긍정적인 영향을 반드시 인지하며 몸의 정렬과 움직임을 바로 할 수 있도록 생활 속에서 습관화해야 한다.

발은 사람이 서고 걸을 때 체중을 지탱하고 균형을 유지하며 움직임을 촉진하는 데 가장 중요한 역할을 하는 부분이다. 발은 신체에서 작은 부위이지만 양발의 뼈는 52개로 구성되어, 전체 몸의 뼈 중 약 25%가 발에 위치한다. 이 뼈들은 또다시 근육, 인대, 건, 관절, 신경, 혈관 등과 함께 매우 복잡한 구조를 갖추며 다양한 기능적 움직임을 가능하게 한다. 밥을 먹고 화장실을 가는 등 인간의 가장 기본적인 일상생활을 위해서는 발의 기능적 움직임에 크게 의존할 수밖에 없다. 보행 분석 데이터에서 확인해 보면, 발의 움직임은 매우 복잡하며 여러 단계로 나뉜다. 그리고 각 단계에서 발의 아치는 충격을 흡수하고 지지력을 제공한다. 아치의 충분한 지지 없이는 발의 건강이 저하될 수 있으며, 이는 통증과 구조적 문제로 이어질 수도 있다.

발은 걷기와 달리기를 포함한 많은 활동에서 핵심적인 역할을 한다. 특히 걷기는 인간의 기본적인 움직임이자 가장 효율적인 운동 형태 중의 하나이다. 인간의 보행을 분석해 보면 한 발은 항상 지면에 닿아 있고 다른 발은 앞으로 움직이는 반복적인 보행 패턴을 보인다. 보행의 바이블이라고 일컬어지는 페리 번필드Perry Burnfield 박사의 저서 《Perry의 보행분석》에 의하면, 보행은 발이 지면을 딛는 디딤기stance와 공중에 떠 있는 흔들기swing로 나뉜다. 디딤기는 네 단계로 이루어져 1단계 초기 반응기initial loading, 2단계 중간 디딤기mid-stance, 3단계 후기 디딤기terminal stance, 4단계 전 흔들기pre-swing로 세분화된다. 흔들기는 세 단계로 이루어져 1단계 초기 흔들기initial swing, 2단계 중간 흔들기mid swing, 3단계 후기 흔들기terminal swing로 세분화된다.

생체역학 보행을 전문으로 하는 연구자가 아닌 경우, 보행하는 동안 발의 움직임은 크게 세 단계로 설명할 수 있다([그림 3-9] 참조). 1단계는 힐 스트라이크heel strike로 발이 지면에 초기 접촉을 하는 단

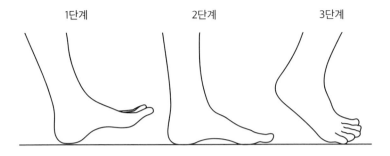

1단계	2단계	3단계

[그림 3-9] 보행 시 발의 3단계 움직임

계이다. 발뒤꿈치가 가장 먼저 닿으며 충격을 흡수하고 체중을 발로 옮겨 싣기 시작한다. 2단계는 중간 디딤기^{mid-stance}로 발이 지면 전체에 평평하게 닿으며 체중이 발 전체에 고르게 분산되어 안정성과 지지력을 제공하는 상태이다. 3단계는 푸시 오프^{push-off}로 체중이 앞으로 이동함에 따라 발가락이 지면을 눌러 몸을 앞으로 밀어낸다.

이 3가지 단계에 따라 발이 기능적으로 움직일 때 발의 아치는 안정성을 유지하고 충격을 흡수하는 데 중요한 역할을 한다. 발의 아치는 자연적인 충격 흡수 장치 역할을 하여 발이 지면에 닿을 때 관절과 뼈에 가해지는 충격을 줄여 준다. 만약 걸을 때 발이 두 번째 발가락을 기준으로 5도보다 더 심하게 바깥쪽으로 벌어지면서 걸어 나가는 형태, 즉 팔자 보행이 많이 나타난다면 반드시 발 아치 구조 및 기능에 대한 진단 평가를 받아 보기를 권한다. 발 아치의 구조가 많이 낮거나 및 기능이 약해진 상태라면 아무리 11자 보행으로 정렬을 맞춰서 걸으려 해도 정상적인 움직임을 구현하기 어렵기 때문이다.

다음으로 달리기는 걷기보다 더 역동적이고 발에 가해지는 압력이 훨씬 높은 운동 형태이다. 우리가 걷고, 점프하고 달리는 동안 발은 체중의 3배에서 많게는 7배까지의 압력을 받아 내야 한다는 운동 역학 연구들이 있다. 달리기는 걷기와 달리 각 보폭 사이에 몸이 공중에 떠서 두 발이 지면에서 떨어져 있는 시간이 포함된다. 따라서 달리는 동안 발의 기능적 움직임에는 다음과 같은 점들이 고려되어야 한다.

1단계의 초기 접촉 시 발이 걷는 것보다 훨씬 더 큰 힘으로 지면을 치기 때문에 더 큰 충격을 흡수할 수 있는 능력이 필요하다. 2단계의 중간 디딤기에 발 아치는 초기 접촉에서 푸시 오프로 전환하는 동안 힘을 분산하고 안정성을 제공할 수 있는 구조 및 기능을 갖추고 있어야 한다. 3단계의 푸시 오프 시 발가락은 지면을 밀면서 몸을 앞으로 밀어 주고 다음 발걸음까지 두 발이 공중에 떠 있게 된다.

달리기는 발과 종아리의 다양한 근육을 사용하여 발이 지면에 닿아 있는 디딤기와 발이 공중에 떠 있는 흔들기에 발을 제어하고 안정시키는 역할을 한다. 나이가 들어서 달리기가 힘들어지는 것은 이러한 근육의 약화도 원인이 된다. 걸을 때는 두 발이 공중에 떠 있지도 않고, 바닥을 강하게 밀지도 않기 때문에 근육이 약해지거나 발의 변형이 일정 부분 생겨도 걸을 수는 있다. 하지만 달리기는 발 아치 구조 및 기능에 문제가 생기게 되면 강하게 민 다리가 공중에서 엉키면서 넘어지기 쉽다. 또한 종아리 근육이 약하면 얼마 달리지 못하고 발목 및 정강이 앞쪽 등에 불편함을 느낄 수 있다.

　전반적으로 걷기와 달리기는 인간의 기본적인 움직임이자, 발의 복잡한 구조가 적절하게 기능할 때에야 비로소 가능한 움직임이기도 하다. 노면이 고르지 못한 다양한 지형에서 걷고 달릴 때 이에 적응하고 충격을 효율적으로 흡수하는 발의 능력은 부상을 예방하고 전반적인 이동성을 유지하는 데 필수적이다. 발의 생체역학에 이상이 있는 경우 과회내(발이 안쪽으로 과도하게 굴러감) 또는 회외(내측으로 충분히 굴러가지 않음)와 같은 다양한 문제가 발생할 수 있다. 이러한 상태는 걸을 때 신체의 불균형을 유발할 수 있으며 잠재적으로 발, 발목, 무릎, 심지어 허리까지 연결된 하지의 관절 통증과 부상을 유발할 수 있다.

　적절한 걸음걸이는 발의 구조적 안정성을 유지하고 하체의 다른 부분에 대한 부담을 최소화하는 데 매우 중요하다. 팔자걸음과 같은 비정상적인 보행 패턴은 발의 아치와 인접 관절에 과도한 스트레스를 가하며, 이는 무릎과 허리 문제로 이어질 수 있다. 따라서 발 아치의 기능 및 구조를 점검한 후 필요하다면 정상적인 기능을 회복하기 위한 운동을 하거나 인솔을 사용해 보기를 권장한다.

　또, 발 건강을 개선하기 위해서는 일상 활동 중 발에 가해지는 스트레스를 줄이는 생활 습관의 조정이 필요하다. 예를 들어, 긴 시간 동안 서 있거나 걷는다면 정기적으로 자세를 바꾸고, 적절한 신발을 착용하며, 건강한 체중을 유지하고, 발과 발목을 지탱하는 근육 및 하체를 강화하는 운동을 해야 한다. 지속적인 발 통증이나 불편함을 경험하면서도 예쁜 신발을 신고 싶다거나 발은 어느 정도 불편함을 감수하는 것이 당연하다는 생각으로 상태를 방치하지 말고, 의사나 발 전문가와 상담하여 진단 평가를 받은 후 적절히 개선해 나가는 것이 필요하다.

4장

건강과 편안함을
위한 신발

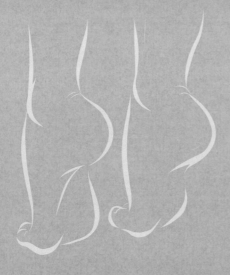

기능성 신발의 과학

기능성 신발의 중요성

TV에서 사람들이 머리에 물동이를 이고 먼 거리를 걸어 생활에 필요한 물을 운반하는 장면을 본 적이 있는가? 익숙하지 않은 사람은 얼마 못 가 지쳐서 물통을 내려놓게 되거나 비틀거리며 물을 흘리지만, 항상 그 일을 해 온 사람은 쉬지 않고 머리에 물통을 인 채 똑바로 걸어갈 수 있다. 물통과 머리, 몸에 이르는 정렬이 잘 맞는 채로 서고 걷는 움직임이 몸에 익었기 때문이다. 이렇게 몸의 정렬이 잘 맞으면 평상시는 물론 무거운 짐을 들었을 때도 힘을 적게 들이고 걸을 수 있다. 다행스럽게도 우리에게는 몸의 정렬을 개선하기 위해 무거운 물동이를 옮기는 데 익숙해지는 대신 좋은 방법이 하나 더 있다. 바로 올바른 신발을 선택하는 것이다. 올바른 신발은 발을 제대로 지지하며 건강한 자세를 유지할 수 있게 해 주고, 관절에 가해지는 스트레스를 줄이며, 신체 통증 등의 문제를 예방한다.

신발을 신는 것은 누구나 매일 하는 단순한 행동인 만큼 그 중요성이 간과되기 쉽다. 움직임이나 편안함보다는 미적인 부분을 더 많이 신경 쓰는 사람도 많다. 하지만 제대로 된 신발 피팅이 발 건강과 전반적인 웰빙에 미치는 영향은 매우 크다. 잘 맞는 신발을 신는다는 것은 올바른 사이즈를 선택하는 것 이상의 문제다. 적절한 신발 피팅이 발 건강과 삶의 질을 증진할 수 있다는 연구는 너무나도 많다. 연구에 따르면, 발에 잘 맞는 신발은 발의 구조적 정렬을 지원하고, 근육 및 관절의 기능을 향상시키며, 보행 효율을 증가시킨다. 또한 체중 분산을 최적화하고, 발의 피로를 감소시키는 데도 도움을 준다.

특히 혈액 순환을 방해하지 않고 영양소와 산소의 유통을 촉진하는 신발은 발 건강을 유지하며 질환을 예방하는 훌륭한 수단이다. 꽉 끼는 신발은 혈액 순환을 방해하여 따끔거리거나 시리는 증상, 마비, 발 감염 등을 유발할 수 있으며 건막류 및 망치족지와 같은 발 기형이 발생하는 원인이 된다. 올바른 신발을 착용해야 이러한 질환이 발생하거나 진행되는 것을 방지하고 발의 자연스러운 모양과 기능을 보존할 수 있다. 혈액이 자유롭게 순환하면 발에 필수 영양소와 산소를 공급하고 치유를 촉진하며 혈액 순환 장애 및 감염과 같은 문제들을 예방하거나 개선할 수 있다. 또한 잘 맞는 신발을 신는 것은 신체적 웰빙에 도움이 될 뿐만 아니라, 통증 없이 편안하게 걷게 됨으로써 전반적인 자신감을 향상시켜 다양한 활동과 경험에 참여할 수 있는 기회를 넓혀 준다. 지금까지 잘 인지하지 못했던 신발의 문제로 의도치 않게 발을 계속 아프게 만들고 있었다면, 일상에서 편안하게 생활하고 걷기 위해 사용할 수 있는 기능성 신발에 대해 알아보자.

기능성 신발의 선택법

기능성 신발을 선택할 때는 발의 구조적 요구와 개인의 생활 습관을 고려해야만 한다. 아무리 좋은 기능성 제품이라도 본인의 생활 습관과 맞지 않는다면 꾸준한 착용으로 이어지지 않기 때문이다. 기능성 신발을 올바르게 선택하기 위해서는 우선 신발을 크게 세 부분으로 나누어서 보는 법을 알아야 한다. 기능성 신발과 관련된 연구에 따르면, 신발을 구성하는 세 부분에는 다음과 같은 기능이 필요하다.

신발 상부인 어퍼 부분은 발의 동작에 맞게 유연하여 자연스러운 움직임을 지원해야 한다. 신발 안쪽의 인솔 부분은 발 아치를 지지해 줌으로써 발의 정상적인 기능을 유지하고, 과도한 발의 내·외전을 방지해야 한다. 바닥과 접하는 아웃솔은 충분한 쿠션과 내구성을 제공하며, 특히 도시 환경에서 걷는 사람들의 발을 보호할 수 있는 저항력을 제공해야 한다.

그럼 각 부분을 자세히 살펴보자. 먼저 신발 상부, 즉 어퍼upper라고 일컬어지는 부분은 보통 신발의 디자인을 고려할 때 주로 보게 되는 곳이다. 신발을 고를 때는 어퍼가 딱딱하거나 뻣뻣한 소재로 제작된 제품을 피해야 한다. 우리 몸 중 특히 발은 체중을 계속 받고 지속적으로 움직이기 때문에 지면을 디딜 때마다 발의 면적이 변한다. 간단한 예로 아침에 침대에서 일어날 때의 발 크기와 하루 종일 걸어 다닌 후 저녁에 측정한 발 크기는 0.5cm 이상 차이가 나

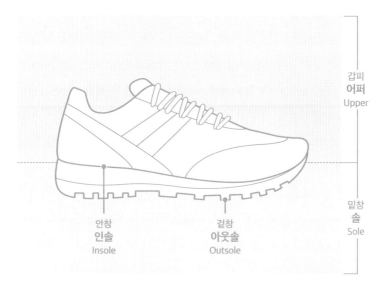

갑피
어퍼
Upper

밑창
솔
Sole

안창
인솔
Insole

겉창
아웃솔
Outsole

[그림 4-1] 신발을 구성하는 세 부분

기도 한다. 따라서 발을 싸고 있는 어퍼의 소재가 적절히 유연하면서 발을 받쳐 주어야 발이 팽창해서 규격이 바뀌더라도 압박을 적게 주며 버틸 수 있다. 반대의 경우 복숭아뼈 부위 피부 찰과상, 발가락 주변의 굳은살, 티눈, 물집 등을 쉽게 유발할 수 있다. 이런 상태가 계속 진행되면 발 피부의 일정 부분이 지면에서 몸으로 감각을 제대로 전할 수 없는 상태가 되어 버려 바닥에 굴곡이 있어도 잘 인지하지 못하고 넘어지기 쉬워진다. 또한 신발의 디자인이 발가락 형태와 맞지 않아도 망치족지와 같은 기형을 일으키기 쉽고, 발가락이 신발에 닿았을 때 심한 통증이나 경련을 일으키는 경우도 생긴다. 따라서 신발 끝에 발가락이 들어가는 부분인 토 박스는 본인의 발가락 타입과 가장 유사한 디자인으로 선택해야 한다.

　다음은 신발 안쪽에서 발 아치를 지지하고 쿠션 기능을 담당하는 인솔 부분이다. 발 아치 지지대가 불충분한 신발은 과내전(발이 안쪽으로 과도하게 구르는 현상) 또는 외전으로 이어져 발과 발목에 부담을 주고 불편함을 유발할 수 있다. 심한 팔자걸음이나 안짱걸음의 경우 발 아치 지지대를 잘 활용하면 보행 시 생기는 불편함을 많이 개선할 수 있고, 보행 각도의 개선도 기대해 볼 수 있다.

　마지막으로 신발의 가장 아랫부분인 아웃솔outsole이다. 현대인 대부분은 아스팔트 위를 걷고 달리는 경우가 가장 많은 도시 생활자들이기 때문에 자연 속에서 걷고 달리는 것과 비교하는 것은 적절하지 않다고 생각한다. 특히 한국처럼 사계절이 뚜렷한 나라에서는 달걀이 익을 정도로 뜨거운 아스팔트부터 눈과 얼음으로 미끄럽고 차가워진 아스팔트까지 다양한 바닥 환경의 변화를 겪어야 한다. 따라서 발을 추위와 더위에서 보호해 줄 수 있고 딱딱한 지면에서 전해지는 지면 반력을 잘 흡수해서 몸의 피로도를 낮출 수 있도록 적절한 쿠션이 가미된 신발이 필요하다. 아웃솔 바닥 면에 쿠션이 부족한 신발은 충격을 제대로 흡수하지 못하여 불편함, 피로감, 부상 위험 증가로 이어질 수도 있다. 한편 너무 물컹거려서 오히려 몸의 균형을 잡기 힘든 수준의 제품도 마찬가지로 피해야 한다.

　최근에는 맨발 걷기 또는 미니멀리스트 슈즈 같은 제품을 추천하는 의견들도 있다. 그러나 발 아치 기능 및 구조가 튼튼하다면 모르겠지만, 발 변형이나 발 아치 구조 기능상의 문제를 갖고 있는 사람이라면 적절한 쿠션으로 뻣뻣해진 발의 근막과 줄어든 지방 패드 등의 기능을 대신해 줄 수 있는 기능성 신발을 잘 활용하는 것이 통증 없이 잘 걷는 데 더 도움이 되리라 생각한다.

　본인의 발 상태에 대해서 정확히 모르고 있다면 발 모양, 아치 높이, 발의 변형 상태, 걸음걸이 패턴 등에 대해 적절한 측정과 평가를 받아 보기를 바란다. 발 건강 전문가와 신발 피팅 전문가는 각자의 발에 맞는 올바른 신발을 찾는 데 귀중한 자원이다. 각자가 가진 발의 고유한 특성과 미묘한 차이를 모두 망라해서 글로 소개하기에는 한계가 있기 때문에 전문가를 찾아가 필요에 맞는 기능의 제품들을 추천받는 것이 발의 안정과 지지력 향상에 도움이 될 것이다.

　올바른 신발을 착용하는 것의 목표는 즉각적인 편안함뿐만 아니라 향후 발생할 수 있는 발 문제를 예방하기 위해 적절한 정렬을 잘 유지하는 것이다. 이 점을 최우선으로 생각하고 기능성 신발을

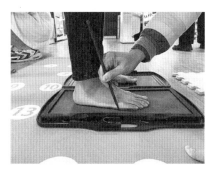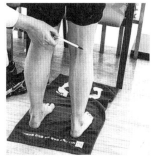

[그림 4-2] 발 측정 및 평가 과정

선택한다면 발 건강을 잘 관리할 수 있다. 물론 지금까지 신발을 선택했던 기준이나 습관을 바꿔야 한다는 점을 기억하길 바란다. 발의 형태, 생활 패턴, 그리고 건강 상태에 따른 최적의 신발을 찾는 것은 잠재적인 건강 향상 효과에 지대한 영향을 미친다.

기능성 신발의 피팅 방법

올바른 신발 피팅은 발 건강과 전반적인 신체 건강을 지키고, 오랫동안 잘 걷기 위한 초석이다. 올바른 신발 핏은 각 단계에서 발이 움직이는 형태를 보장해 주는 중요한 역할을 한다. 적절한 신발과 핏의 중요성을 알고 이것이 발의 기능, 정렬 및 편안함에 미치는 영향을 이해함으로써 평생 행복하고 건강한 걸음을 촉진하는 좋은 생활 습관을 선택할 힘을 얻게 된다. 신발은 개인의 발 형태와 크기에 정확히 맞아야 한다. 토 박스가 충분히 넓어 발가락이 자유롭게 움직일 수 있어야 하며, 아치 지지대는 발의 자연스러운 곡선을 지원해야 충격 흡수 및 안정적인 지지력을 제공할 수 있다. 올바른 신발은 발의 건강을 유지하고, 통증과 발의 변형을 예방하는 데 필수적이다. 신발 선택을 위해서 알고 있어야 하는 부분들을 아래에서 구체적으로 짚어 보겠다.

첫째로 신발이 잘 맞지 않을 때 발생할 수 있는 문제들을 살펴보겠다.

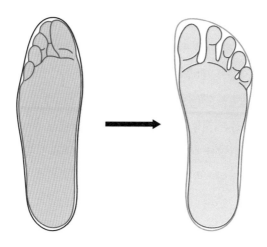

[그림 4-3] 발가락의 자유로운 움직임을 방해하는 신발 형태(좌)와 올바른 예(우)

① 꽉 끼는 신발: 너무 꽉 끼는 신발을 신으면 발가락에 압력이 가해져 건막류, 티눈, 내향성 발톱, 발 변형과 같은 문제가 발생할 수 있다.

② 헐렁한 신발: 너무 헐렁한 신발은 발이 미끄러져 물집, 굳은살, 발 변형, 불안정성을 유발하여 넘어질 위험이 높아진다.

③ 굽이 높은 신발: 너무 굽이 높은 신발은 발을 부자연스러운 자세로 만들 수 있어 발볼에 가해지는 압력을 증가시키고 발가락, 발뒤꿈치, 발 아치 부위에 통증을 유발할 수 있다.

두 번째는 발 길이, 발 너비, 발 둘레, 발등 높이와 같은 발 규격에 대한 정확한 측정 및 사이즈에 대한 이해이다. 발은 개인마다 모양과 크기가 다양하기 때문에 신발에 따라 이러한 개인차를 수용하지 못할 수 있다. 어떤 발은 앞부분이 굉장히 넓고 뒤꿈치 부분은 상대적으로 매우 좁은 형태를 띠기도 한다. 이런 경우, 신발을 신게 되면 뒤축은 많이 헐떡이지만 발볼 앞부분은 늘 압박을 받아 통증을 느끼고 관절을 제대로 움직이지 못하는 상태에 놓이게 된다. 보행 시 발관절을 제대로 움직이지 못하는 상태에서 지속적으로 체중을 지탱하는 역할을 하다 보면 발 전체의 근막이 뻣뻣해지고 발 아치 기능을 제대로 사용하지 못해서 기능성 평발화가 일어나는 일도 잦다.

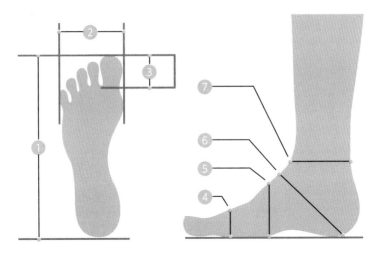

1. 발 길이(뒤꿈치부터 가장 긴 발가락까지)
2. 발 너비
3. 가장 긴 발가락의 길이
   (발가락 사이 움푹한 부분부터 측정)
4. 발허리뼈 머리 둘레
5. 발등의 가장 높은 부분 둘레
6. 뒤꿈치부터 발등까지의 사선 둘레
7. 발목 둘레

[그림 4-4] 정확한 발 규격을 판단하기 위해 측정이 필요한 부위

발등이 높거나 아치가 높을 경우, 발 높이를 수용하기에 충분한 수직 공간을 제공하는 심층화 형태의 신발을 찾지 않으면 발등에 심한 압박 통증을 느낄 수 있다. 이때 기능성 신발을 찾는 지식이 부족하다면 임시방편으로나마 신발 끈을 묶는 형태의 신발을 골라 끈을 느슨하게 해서 착용하는 것으로 발등에 가해지는 압력을 일차적으로 낮출 수 있다.

　　발볼 너비가 좁은 경우, 충분히 여유 있는 사이즈의 신발을 신더라도 보행 시 발이 신발 앞쪽으로 밀리면서 발 앞쪽 공간이 부족해질 수 있다. 이 경우에는 뒤꿈치 부위의 힐컵이 잘 형성된 제품을 착용하고, 신발 끈을 잘 묶어 발목 부위에서 발이 앞쪽으로 밀려가지 않도록 하는 것이 필요하다.

　　세 번째로 신발의 토 박스가 충분하지 않으면 망치족지, 무지외반증 등 기형적인 발가락 형태의 문제가 발생할 수 있다. 발가락의 관절이 꺾인 상태로 펴지지 않는다면 보행 시 제대로 몸을 지탱하고 밀어 주는 기능들을 발가락이 안정적으로 수행하기 힘들다. 만일 이런 변형이 손에서 일어난다면 큰일로 생각하고 당장 병원을 찾겠지만 보통 발의 변형이나 통증들은 무의식적으로 무시하고 생활하기 쉽다. 아마 우리 몸의 제일 말단에 위치하다 보니 잘 살펴보지 않고, 어려서부터 발에서 생기는 압박 통증 정도는 발생할 수 있다고 생각하고 넘어가는 경우가 많은 듯하다. 그러나 정렬의 변화가 많이 발생하기 전에 빠른 예방적 조치를 하는 데 적절한 신발 핏을 찾는 것보다 주요한 조건은 없다고 생각한다.

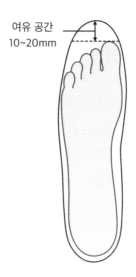

여유 공간
10~20mm

[그림 4-5] 신발 내부 발가락 앞쪽에 필요한 여유 공간

올바른 신발 피팅 방법을 알기 위해서는 양발의 길이, 너비, 둘레, 아치 높이 등을 정확히 측정, 평가하는 곳을 방문해 양쪽 발의 사이즈를 정확히 파악해 두는 것이 좋다. 양쪽 신발의 사이즈가 달라져 규격에 문제가 발생한 경우 이에 적합한 사이즈를 제안받고, 양발에 가해지는 압력을 조절해서 발 규격을 다시 비슷하게 맞출 방안을 찾아야 한다. 그렇지 않을 경우는 신발 구매도 어려울 뿐만 아니라 몸의 양쪽, 앞뒤 균형이 달라져 있기 때문에 발 이외에 관절의 다른 부분에도 통증이 발생할 확률이 높다.

신발은 브랜드 및 디자인에 따라 규격이 다르다. 본인의 발과 어떤 스타일의 제품이 맞는지 일반인들은 정확히 파악하기 어렵기 때문에 잘못된 제품을 착용할 수도 있다. 일반적으로 길이만 보고 신발을 구매하는 경우가 많은데, 신발은 원래 길이 및 발볼 너비와 둘레에 대한 규격까지 포함해서 나온다는 점을 정확히 알고 본인의 발 규격에 맞는 제품을 찾을 수 있어야 제대로 된 피팅을 구현할 수 있다. 신발의 선택과 피팅이 발 건강과 전반적인 웰빙에 미치는 영향은 지대하다. 기능성 신발은 단순한 패션 아이템이 아니라 건강을 유지하고 증진하는 필수적인 도구라는 점과 올바른 신발 선택의 중요성을 다시 한번 강조하고 싶다.

기능성 신발과 재활

발, 발목, 하지에 부상을 입고 재활 과정에서 사용하기 위해 기능성 신발을 찾는 고객을 종종 만나게 된다. 이런 경우, '참 다행이다'라는 생각을 하게 된다. 부상 후 재활을 하는 초기 단계에서부터 제대로 발을 보호하고, 통증을 감소시키고, 기능을 지원해서 발이 다시 정상적인 움직임을 되찾을 방안을 제안할 수 있기 때문이다. 하지만 안타깝게도 수십 년 전의 부상 후 특별한 재활 없이 방치하다가 결국 걷기가 너무 불편해져 수술을 하거나, 수술은 겁이 나서 못 하겠고 다른 방도가 없나 하는 단계에서 찾아오는 고객들이 너무도 많다. 재활에 도움이 될 수 있는 신발의 종류와 특성을 알아보고, 신발 선택 시 고려해야 할 요소들이 재활에 어떻게 영향을 미치는지 확인해 보도록 하자.

우선 부상이 있다면 질환에 대한 정확한 진단 평가가 필요하다. 가장 먼저 병원에서 진단명을 받고, 영상 의학 장비 등을 통하여 정확한 상태를 확인하기를 권한다. 대부분 발과 하지의 문제점 파악을 정확히 하지 못하고 있는 경우가 많다. 다양한 종류의 발 부상, 예를 들면 무지외반증, 발목 염좌, 족저근막염, 아킬레스 건병증 등과 같은 증상에 대해서 정확히 알고 있기보다는 어느 부위가 좀 불편하다는 정도로 인식하고 그에 따른 통증 및 기능 저하를 이야기하는 식이다.

특히 연령대가 높은 남성의 경우 상당수는 어느 부위가 불편한지에 대한 설명이 명확하지 않고, 대체로 가족 구성원들이 움직임의 불편함을 발견하여 모시고 오는 일이 잦다. 따라서 일단은 본인의 발 또는 하지에 어떤 문제가 있어서 서거나 보행이 어려운지 의료 전문가의 정확한 진단을 받고, 그러한 병증이 왜 생기고 진행되는지를 반드시 확인해 두는 것이 좋다. 이것만 선행되어도 어떤 식으로 병원 치료를 받을지 또는 보존적 치료 방식에서 운동, 보조기, 인솔, 기능성 신발 등 다양한 방법을 어떻게 적용할지 적절하게 선택할 수 있다.

노년층에서 아치 기능이 약해져 아치의 구조까지 낮게 변형되는 경우, 발 사이즈의 변화 및 근막의 뻣뻣해짐 등의 증상을 경험할 수 있다. 노화로 인한 기능 약화의 경우에는 발바닥의 뻣뻣함을 풀어 줄 수 있는 릴리즈볼release ball 스트레칭을 하거나, 발의 내재근을 강화할 수 있도록 발을 작게 구부리는 쇼트 풋 운동short foot exercise

등을 해 주는 것이 필요하다. 이런 기본적인 발 상태에 대한 관리 후 발에 부족해진 지방 패드 등을 보완해 줄 수 있도록 쿠션 기능을 갖춘 기능성 신발 등을 착용하면 좋다.

기능성 신발에는 밑창에 있는 아웃솔과 중간부에 있는 미드솔, 내재된 부분에 있는 인솔에 쿠션 역할을 할 수 있는 소재들이 사용된다. 현대에는 다양한 기능을 가진 소재들이 많이 개발되어 어떤 소재를 어느 부위에 배치하느냐에 따라서 발에 가해지는 압력이나 쿠션감의 차이를 크게 느낄 수 있다. 물론 노화로 인해 기능성 신발

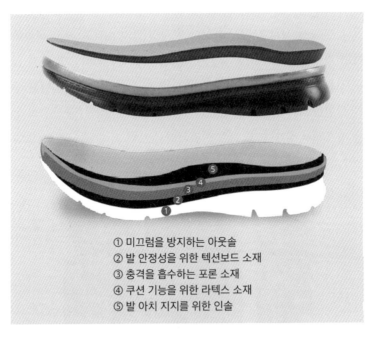

① 미끄럼을 방지하는 아웃솔
② 발 안정성을 위한 텍션보드 소재
③ 충격을 흡수하는 포론 소재
④ 쿠션 기능을 위한 라텍스 소재
⑤ 발 아치 지지를 위한 인솔

[그림 4-6] 기능성 신발의 설계 사례

을 착용하는 경우에도 먼저 발의 구조적 변화 및 발과 하지의 문제점을 파악하는 것이 효과적인 재활 계획을 수립하는 데 중요하다.

발의 문제를 파악하고 평가하는 입장이라면 고객이 발의 불편함을 이야기할 때 말로만 들을 것이 아니라 통증, 부기, 발적, 열감 등의 징후를 반드시 직접 보고 확인할 필요가 있다. 발은 몸의 제일 아랫부분에 있어 고객들 스스로도 정확히 어디가 문제인지를 제대로 살피지 않는 경우도 많고, 연령대가 높은 경우에는 몸의 가동 범위가 줄고 허리 통증, 시력 저하 등의 다양한 이유로 인하여 발의 어느 부위에 어떠한 문제가 있는지를 제대로 보지 못하는 경우도 많다. 따라서 시각적 검사를 통해서 직접 발의 상태를 보고 촉진을 하는 과정만으로도 어떤 부분이 발의 문제로 진행되고 있는지 많은 것을 파악할 수 있다. 피부 경결, 변형, 부기, 타박상, 찢어짐 등을 확인한 후 촉진을 통해 부상 부위의 압통점, 경직, 불안정성 등을 평가해서 이 부위의 압력을 줄이면서 보행 시 압력 균형이 잘 잡히도록 돕는 제품을 추천하는 것이 필요하다.

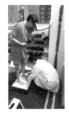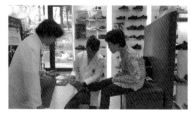

[그림 4-7] 발의 문제를 직접 확인하는 모습

스포츠의학에 대한 배경지식이 있다면 생체역학적인 관점에서 움직임, 보행에 대한 기능적 평가인 보행 분석을 통해 고객의 걸음 걸이를 평가하며 발과 하지의 정렬, 발의 착지 및 추진 단계에서의 비정상적인 움직임을 관찰하여 설명할 수 있다. 간단한 운동 테스트, 예를 들어 제자리 걷기, 한 발 서기, 스쿼트, 발가락 걷기, 종아리 들기 등을 통해 근육의 힘과 조절 능력을 평가해 볼 수 있다. 또한, 동적 및 정적 평가를 통하여 족저 압력 및 발의 아치와 발목의 안정성을 평가하고 특정 압력 매트 등의 장비를 사용하여 발의 압력 분포와 하중 지지 능력 및 보행 시 족저 압력의 흐름, 보행 각도 등을 측정할 수 있다. 무지외반증, 족저근막염, 아킬레스 건병증 등 문제가 있을 경우에는 이에 대한 평가를 수행하고 이러한 문제가 부상 후 발생했는지 혹은 기존 문제가 악화된 것인지 등 질환의 단계를 함께 파악하는 것도 필요하다. 하지만 무엇보다 개인의 생활 스타일과 활동 수준, 즉 고객의 일상 활동, 운동 빈도 및 강도, 직업적 요구 사항 등을 고려하여 개별 맞춤형 평가 후 이에 적합한 기능성을 갖춘 제품을 제안해야 한다.

기능성 신발이 재활에 미치는 영향에 관한 연구에 따르면 기능성 신발이 어떻게 발의 정렬을 지원하고 추가 부상을 예방하는지를 알 수 있다. 발과 발 아치에 부상이 있어 기존의 신발이 가진 지지력이나 쿠션, 안정성 등의 기능들이 제대로 작용하지 못하는 상태일 때, 기능성 신발은 재활 과정에서 많은 도움을 줄 수 있다. 내측 아치 기능이 약해진 상태로 발볼 너비가 적절하지 못한 신발을 계속 신다가 통증을 느끼게 된 고객, 무지외반증의 진행으로 인해 신발을 제대로 신을 수 없고 엄지발가락이 두 번째 발가락의 피부를 파고들며 발 앞쪽 관절 부위가 아파 제대로 걷지 못하는 고객 등 다양한 증상의 사람들이 기능성 신발을 찾는다.

각자가 가진 증상과 발의 정확한 상태를 파악하고, 그에 맞게 발 아치를 지지할 수 있는 기능, 발가락 사이 공간을 확보할 수 있는 기능, 발에 압박을 주지 않게 충분한 공간이 확보되는 기능 등을 갖춘 제품을 신으면 이것만으로도 많은 불편을 해결하는 데 도움이 된다. 적절한 기능성 신발 선택 기준은 부상 유형과 발 상태에 따라 크게 달라지긴 하지만, 대체적으로 아치 지지, 충격 흡수, 발의 안정성, 발가락 공간, 보행 각도 등을 선택 기준으로 고려하는 것이 필요하다. 편안한 일상생활을 돕는 신발의 역할에 대해서 모두가 반드시 인식하게 되기를 바란다.

발 관련 연구들을 살펴보면 중재에 사용되는 신발, 인솔 등은 일반적으로 최대 1년 이내에 교체하는 것을 기본으로 한다. 사용 빈도에 따라서 차이가 있기는 하지만 기능성 신발 제품들의 효용은 6개월 정도까지는 잘 나타나는 반면 1년이 넘어갈 경우 발 변형 또는 불편함을 다시금 토로하는 경우가 많다. 따라서 신발 착용 빈도가 높고, 한 제품을 오랫동안 신었다면 6개월의 교체 주기를 넘기지 않는 것이 발 건강 및 보행에 도움이 된다.

예외적이긴 하지만 전문 운동 선수처럼 활동량 자체가 일반인에 비해서 월등히 많은 경우에는 최적의 성능을 유지하기 위해 1~3

개월 이내에 교체를 고려해야 할 수도 있다. 기능성 신발을 포괄적인 재활 프로그램의 일환으로 고려하고, 신발 선택이 전체적인 발과 몸의 건강 회복 과정에 어떻게 기여할 수 있는지 알아 두기를 바란다.

기능성 신발의 미래

기후 변화와 같은 글로벌한 위기 상황에 대응하기 위하여 다른 산업계와 마찬가지로 신발 산업 또한 제품에 사용되는 소재들에 탄소를 줄이려는 노력을 지속하고 있다. 일상에서 많이 사용하는 페트병을 신발 어퍼의 소재로 재활용하는 것이 대표적이며, 가능한 한 가죽 소재의 사용을 줄이고 신소재 원단들을 개발하여 가죽보다 편의성 면에서 뛰어나면서도 환경친화적인 방향으로 산업의 발전을 도모하고 있다. 또한 AI와 빅데이터에서 도출되는 혁신적인 기능들을 신발에 장착함으로써 삶과 건강의 질을 높이기 위해 기능성 신발 전문가들과 엔지니어들이 꾸준히 노력 중이다.

기후 변화와 이상 기온 등의 현상이 굳이 설명하지 않아도 될 정도로 심각해져 지속 가능한 제품 제조의 중요성은 이제 누구나 인식할 수 있는 단계에 와 있다. 그러나 전통적인 신발 제조 과정은 아직도 많은 제품 생산이 그러하듯 저개발 국가의 노동력에 크게 의존하고 있다. 이 과정에서 사용되는 본드, 소재, 화학 염료, 이산화탄소 등은 환경에 부정적인 영향을 미친다. 따라서 지속적인 환경 보호를 위한 산업의 전환은 꾸준한 개선이 필요한 필수 과제로 남아 있다.

신발 생산 과정에서 인체에 무해한 성분의 본드, 재활용 가능한 소재, 생분해성 소재 등 지속 가능한 자원을 사용하는 것은 산업의 중요한 변화다. 하지만 이와 더불어 가격이 더 높더라도 환경을 위해 지속 가능한 상품을 선택하고 소비하는 고객들의 행동이 동반되어야 좀 더 빠른 변화가 가능해질 것이다. 예를 들어, 바다에서 수거된 플라스틱을 재활용하여 만든 신발이나 옥수수 기반의 생분해성 폴리머를 사용한 신발 등을 생산할 때는 일반적인 소재의 신발에 비해 높은 비용이 든다. 그렇다고 해서 환경을 지키려는 노력을 간과한다면 그에 대한 피해는 모두의 몫이 되기 때문에 가격 인상을 감수하더라도 친환경적인 소재와 생산 과정의 도입을 위해 다함께 노력할 필요가 있다.

혁신적인 신발 제조 기술의 발전으로 인해 첨단 제조 과정들을 현장에서 쉽게 마주할 수 있다. 과거 손으로 그린 이미지를 기반으로 딱딱한 용지에 패턴을 그린 뒤 잘라 시제품을 만들던 시대와 달리, 최근에는 3D 프린팅 기술을 활용하여 몸의 움직임을 최대한 잘 지지할 수 있는 인체공학적인 디자인 및 신발 제조 방법들이 도입되고 있다. 과거에 많은 인력이 투입되고 개발 및 생산까지 긴 리드 타임이 걸리던 부분의 효율성을 높여 가고 있으며, 맞춤형 신발 제작까지 가능한 단계로 변모해 가고 있다.

그러나 아직 3D 프린터로 만든 제품이 기존의 제품을 대체하

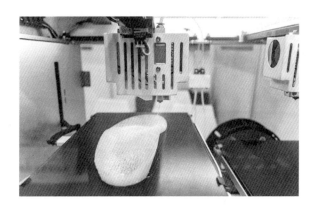

[그림 4-8] 3D 프린팅 기술로 제작되는 인솔

기에는 소재 등의 측면에서 개발이 부족한 단계로 보인다. 3D로 발을 스캔한 자료를 클라우드로 전송하여 그 정보를 기반으로 맞춤형 신발을 만들어 낼 수 있는 장비들은 이미 개발된 상태지만 투입되는 소재들이 아직은 제한적이기 때문에 아웃솔 부분이 딱딱하게 성형되어 나오게 되는 문제가 있다. 인솔 또한 현재 사용되는 소재에 비해서 쿠션이나 안정성이 많이 떨어지는 수준이다. 어퍼 소재나 색상의 제한 또한 높고 디자인적인 한계도 존재한다. 하지만 프로세스는 앞으로 개선될 것이고, 재료 낭비를 줄이면서 제조 과정의 효율성을 높여 맞춤형 제품을 제작할 수 있는 시대가 점점 더 도래할 것으로 보인다.

앞에서는 전체적인 기술이 신발 제조 과정을 혁신한 부분에 대해 중점적으로 설명했다면 이제 스마트 신발의 발전된 기능이 건강에 미칠 수 있는 영향에 관해 살펴보겠다. 이미 많은 사람이 직간접적으로 사용하고 있는 건강 모니터링 기능은 스마트 신발과 시계, 밴드 등이 페어링되며 사용자의 건강 관리에 도움을 준다. 사용자의 걸음걸이, 보행 속도, 이동 거리, 보폭 등을 추적하고, 이 데이터를 스마트폰 앱과 동기화하여 각자의 나이와 건강 상태에 맞는 수준의 운동량을 알 수 있고, 이는 심혈관 질환의 발병률 및 사망률을 낮추는 데 기여할 수 있다. 또한 실시간으로 걸음걸이 데이터를 분석하여 발바닥에 가해지는 압력 및 균형에 대한 피드백을 제공받고, 걸음걸이를 개선하거나 운동 효율을 높일 수 있다.

스마트 신발은 앞으로 AI 기술 및 빅데이터 기술, 더 많은 생체 인식 센서가 통합되어 건강 모니터링뿐 아니라 운동 기능 향상 및 재활 지원에도 활용될 수 있을 것으로 전망된다. AI 기술을 활용하여 분석한 사용자의 생활 습관, 운동 수준, 건강 데이터를 통해 개

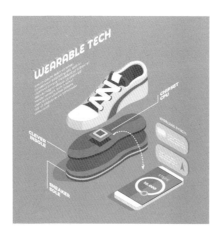

[그림 4-9] 스마트폰과 동기화되는 스마트 신발

인의 필요에 맞는 맞춤형 건강 관리 및 운동 계획을 제공받고, 매일 어느 정도의 운동을 수행했는지도 확인할 수 있을 것이다. 기능성 신발 산업은 전 세계적인 고령화 추세 및 웰빙에 대한 관심 증가에 발맞추어 지속 가능성을 추구하며 혁신을 도모해 나가고 있다. 이러한 변화가 사용자의 발 건강과 전반적인 환경에 긍정적인 영향을 미칠 수 있도록 엔지니어, 신발 전문가, 보행 및 운동 전문가, 의료 관계자 등의 통합된 노력이 꾸준히 필요하다고 생각한다.

기능성 인솔의 과학

　필자는 태어날 때부터 발 아치 구조가 매우 낮았다. 나이가 들어 이와 관련된 공부를 하면서 유전적 소인에 대한 부분을 인지하게 되었고, 어머니로부터 낮은 아치 구조와 보행 형태를 물려받았다는 것을 확인할 수 있었다. 2000년대부터 보아 온 바로, 선진국에서는 병원 처방을 통해 인솔을 약국에서 구매할 수도 있고, 초등학교에 입학할 정도의 나이가 되면 발 아치 상태에 따라 필요할 경우 기능성 인솔을 부모님이 구매해서 신발 안에 넣어 주기도 한다. 필자는 2004년경에 메모리폼으로 제작된 아치 지지형 인솔을 처음 착용해 보았고, 그동안 느껴 오던 불편함이 크게 해소되며 편안하다는 느낌을 받았다. 유전적으로 갖고 태어난 발의 구조와 이러한 경험들이 지금까지 기능성 신발 및 인솔 관련 업계에서 일하고 공부하게 된 계기가 되지 않았나 생각해 본다.

　2000년대 후반, 처음으로 기능성 인솔 제품들을 접하고 소개하기 시작했을 때에는 그런 제품이 필요한가라는 반문이 많았고, 필요성을 설명하기 위해 많은 시간을 들여야 했다. 20년 정도가 흐른 지금은 예전에 비해 기능성 인솔에 대한 이해도가 많이 높아진 듯하다. 하지만 여전히 인솔이 제공하는 기본적인 혜택과 발 문제

예방의 기능을 정확히 모르는 이들에게 인솔 선택의 중요성을 강조하고, 발과 인솔 및 기능성 신발의 순응성에 관한 과학적 정보와 발 건강에 미치는 영향을 알리고자 한다.

현대인의 일상에서는 과거와 같이 흙으로 덮인 자연 상태의 노면보다는 콘크리트로 건설된 도시의 바닥을 걷는 것이 더 보편적이다. 그리고 일상생활에서의 걸음 이외에도 다양한 스포츠 활동을 즐기게 되면서 발에 가해지는 압력은 더 길고 강해지고 있다. 또한 과거보다 수명이 길어지면서 100세 시대를 살게 되어 체중 및 중력에 의해 발에 가해지는 충격을 흡수 및 분산할 만한 발 내부의 연부 조직들이 더 이상 제대로 기능하지 못하게 되기도 한다. 이런 경우에 기능성 인솔은 발이 담당하는 기능을 지원하는 역할을 한다. 예를 들어 발의 아치를 지지하고 충격 흡수를 도우며 효율적으로 압력을 분산하는 등의 기능으로 발을 돕는 것이다. 이는 건강상의 혜택을 제공하여 발의 피로를 줄일 뿐 아니라 족저근막염, 무지외반증 같은 흔한 발 문제의 예방과 보존적 치료에도 활용되고 있다.

실제로 발과 관련한 중재 연구에서는 인솔이 가장 보편적으로 활용된다. 기능성 신발의 경우 개인적인 요구에 맞추어 제품의 설계를 변경하면 제작을 위한 금형 설계 등에 매우 많은 초기 투자 비용을 투입해야 한다. 또한 최소 생산 수량 또한 높기 때문에 한 개인의 발 상태에 맞는 제품을 제작 및 판매한다는 것이 거의 불가능하다. 하지만 이에 반해서 기능성 인솔의 경우는 개인별 맞춤 제작이 용이하고 여기에 투입되는 비용도 기능성 신발 대비 현격히 낮

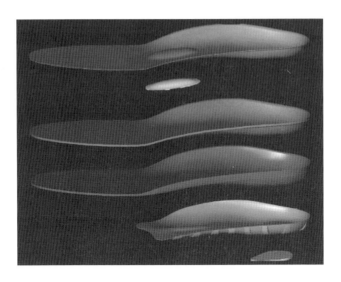

[그림 4-10] 다양한 발의 기능을 지원하는 인솔의 내부 구조

다는 점이 기능성 인솔이 발 관련 연구에 많이 활용된 현실적인 이유가 아닐까 생각한다.

　　다만 인솔은 신발 안에 장착하여 사용하기 때문에 인솔의 크기 및 두께, 형태 등이 함께 사용하려고 하는 신발에 적합한지를 반드시 확인하여야 한다. 주로 기능성 인솔은 너비 및 두께가 일반 신발 안에 들어 있는 인솔에 비해 넓고 두껍기 때문에 일반 신발에 그냥 넣을 경우 신발 안의 공간이 줄어들어 발관절을 제대로 움직일 수 없어져 오히려 더 불편하게 느껴질 수 있다. 따라서 기능성 인솔의 규격과 호환될 수 있는 탈착형 인솔이 들어 있는 심층화 구조의 제품을 잘 선택해야 발과 기능성 인솔, 기능성 신발이 제대로 발의 기능을 지원하는 역할을 할 수 있다.

발을 잘 살펴보면 발바닥에 움푹 들어가 있는 발 아치를 확인할 수 있다. 일반적으로 내측의 아치만을 인식하고 있는 경우가 많은데, 실제로는 외측에도 아치가 있고, 가로 방향의 횡아치도 존재한다. 아치를 통해 발은 몸의 충격을 흡수하고, 안정성과 균형을 유지하며, 보행 시 몸을 앞으로 부드럽게 밀어 준다. 하지만 발 아치를 오랜 세월 사용하거나, 스포츠 활동 등으로 과하게 사용하게 되면 기능적으로 평발화가 이루어지는 경향이 나타난다. 발의 아치 구조가 태어날 때부터 낮은 사람도 있지만 그렇지 않던 사람들도 노화에 의해 흔히 겪게 되는 변형의 일종이다. 따라서 발 아치를 인솔에서 잘 지지하고, 쿠션 기능들을 발 전면에서 잘 지원해 준다면 훨씬 오랜 세월을 편안하고 건강하게 걷는 데 도움을 받을 수 있다. 이는 하지의 정렬을 개선하고 보행 효율을 높이는 데 매우 간편하고 효율적인 방식이다.

실제 현장에서는 고객이 타 병원에서 제작한 인솔을 신발 안에 넣을 수 없어 신발 규격을 재확인하고 제안을 받기 위해 찾아오는 일도 자주 겪는다. 또한 발 문제를 겪고 있는 사용자가 기능성 인솔이라고 구매하였는데 오히려 발 아치 부위나 발바닥 부위가 너무 아파서 신을 수가 없다고 하는 경우도 있다. 이때 발 상태를 확인해 보면 발바닥이 뻣뻣한 정도가 심각하며 아치의 기능이 많이 약화되어서 아치가 지면으로 떨어지는 상태가 심한 발에 너무 딱딱한 소재의 제품을 사용해 압박이 과해져 있는 경우가 많다.

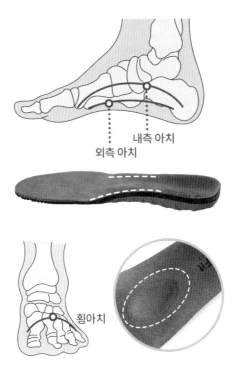

내측 아치

외측 아치

횡아치

[그림 4-11] 발 아치를 지지하는 기능성 인솔

특히 노년층은 발바닥에 지방 패드가 별로 없기 때문에 적절한 쿠션을 더해서 발 아치를 지지해 주지 않으면 통증 때문에 아예 인솔을 사용할 수 없게 되기도 한다. 한번 이런 경험을 하면 그냥 푹신한 제품을 추천해 달라고 하는 경우도 생기게 된다. 하지만 적절히 쿠션이 있고 탄탄하게 아치를 지지해 줄 수 있는 제품을 착용해야 실질적으로 건강에 이득을 볼 수 있기 때문에 이에 관한 인식을 잘 심어 주는 데 많은 시간을 들인다. 더욱이 장시간 서서 일하는 직업을 가진 사람에게는 인솔 사용 및 서는 자세, 발이 회복할 수 있도록 풀어 주는 방법까지 보행 역학 및 발 운동과 스트레칭을 전체적으로 잘 알려 주어야 발 통증을 줄이고 편안한 생활을 하는 데 도움을 줄 수 있다.

기능성 인솔의 피팅 방법

발의 불편함, 통증, 보행이 잘 되지 않는 상태 등을 인지하고 기능성 인솔을 구매하려고 하는 사람에게는 올바른 인솔을 선택하고 피팅하는 방법이 가장 중요한 관심사일 것이다. 기능성 신발이나 인솔 모두 일반적으로는 발 길이를 기반으로 구매하는 경우가 가장 많다. 하지만 특히 인솔의 경우는 그동안 익숙하지 않았던 발의 아치 타입, 발볼 너비, 양발의 변형 차이 등 개인의 발 구조에 맞는 인솔 선택 가이드를 잘 고려하여야 한다. 이를 위해서는 발에 대한 정확한 측정과 평가 및 피팅 과정을 거치는 것이 꼭 필요하다.

인솔 피팅 과정에서 가장 우선시되는 것은 발 아치의 높이에 대한 측정 평가다. 내측 아치, 외측 아치, 횡아치를 모두 고려하여 아치의 높이를 평가하게 된다. 이 부분이 간과되고 내측 아치의 높이만을 구조적으로 판단하는 경우 다른 아치 구조를 지지하는 기능이 간과될 수 있다. 다음으로 아치의 구조만을 판단하고 기능적 움직임 시 아치 높이의 변화를 제대로 측정하지 않는 경우도 문제가 될 수 있다. 이런 실수를 피하려면 반드시 동적인 움직임을 잘 관찰하여 발이 지면에 닿고 아치의 작용이 발생하면서 지면을 밀고 나갈 때의 변화도를 잘 살펴야 한다. 이렇게 발의 아치 구조와 기능을 고려하여 인솔을 맞춘다면 발 아치를 탄탄하게 받쳐 줌으로써 보행 시의 불편함을 크게 해소할 수 있을 것이다. 기능성 인솔을 기성형으로 구매하는 경우는 양발의 변형도를 반영하기가 어렵다. 따라서 양쪽 발의 측정값이 크게 차이가 난다면 맞춤형 인솔을 제작하여 최대한 양쪽 발의 사이즈 편차를 줄인 후 기성형으로 넘어가는 것이 적절한 프로세스라고 생각한다.

기능성 인솔 피팅을 위한 측정 도구는 과학 기술의 발전과 함께 크게 진보해 가고 있다. 발의 아치 높이, 길이, 너비, 둘레 및 발 관련 형태학적 데이터와 족저 압력 및 보행 관련 패턴을 정확히 측정해 내는 측정 장비들이 계속 등장하고 있다. 물론 전통적인 측정 장비들 또한 여전히 사용되고 있다. 하지만 어떤 장비를 도입하더라도 개인에게 맞는 기능성 인솔을 적절히 피팅하기 위해서는 무엇보다 각자의 건강 내력을 잘 확인하고 어떤 상황에서 불편함이나 통증을 느끼는지를 파악하는 것이 필요하다. 이를 적절히 반영해야 측정 장비로 얻은 자료에 더해 각자의 불편함을 진정으로 해결하는 데 도움을 줄 수 있는 기능성 인솔을 제안할 수 있다. 물론 이런 부분은 각각의 인솔 제작자가 가진 노하우에 일부 영향을 받는 측면도 있다.

사용자로서 본인의 발에 맞는 인솔을 찾고 있다면 다양한 제품을 시도해 보고 어떤 형태와 소재의 제품이 건강하게 걷는 데 가장 도움이 되는지를 잘 관찰해 보아야 한다. 기능성 인솔 선택에 있어서 가장 중요한 점은 사용자 본인이 사용 용도와 생활 습관을 잘 알고 이를 기준으로 삼아야 한다는 것이다. 예를 들어 한 주에 3회 이상 외부 활동을 하지만 1시간 이내의 걷기 위주로만 움직일 수도 있고, 장거리 달리기를 매일 즐기는 취미를 갖고 있을 수도 있다. 또, 주 5~6회 이상 하루 10시간 넘도록 오래 서 있어야 하는 직업에 종사할 수도 있다. 인솔을 선택할 때는 자신의 발을 측정하고 전문가의 조언을 참고하는 것에 더해 평소의 생활 습관과 활동 유형까지 반드시 고려하여야 한다.

기능성 인솔의 소재

인솔 피팅에 관한 지식이 생기고 나면 그다음으로 이해해야 할 부분은 기능성 인솔의 다양한 소재다. 과거에는 코르크 소재 정도 외에는 발 아치를 형상화하고 발의 구조 및 기능을 지지할 재료가 없었기에 주로 딱딱한 천연 소재의 제품들을 많이 활용했다. 하지만 소재 산업의 발전과 함께 인솔에 사용되는 원재료들도 EVA, 우레탄 폼, 젤, 메모리 폼, 오소라이트, 포론, 코르크, PU, PP 등으로 다변화되었고 발에 맞닿는 부분의 라이닝도 천연 가죽, 합성 신소재, 직물 등 특성과 기능을 더 다양하게 제공할 수 있게 되었다. 인솔의 소재는 발의 구조 및 기능에 생체역학적으로 영향을 미치므로 소재에 관한 지식이 있으면 활동 유형과 필요에 맞는 인솔을 적

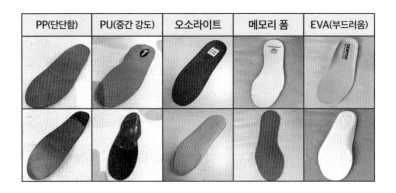

PP(단단함)	PU(중간 강도)	오소라이트	메모리 폼	EVA(부드러움)

[그림 4-12] 기능성 인솔의 다양한 소재

절하게 선택하는 데 큰 도움이 된다. 각 소재가 어느 위치에 어떻게 사용되는지에 따라서도 발 아치의 지지, 충격 흡수 및 압력 분산을 어떻게 처리하는지가 크게 달라질 수 있다.

소재의 단단한 정도는 발의 편안함과 움직임에 영향을 미치는 요소 중 하나이다. 스펀지 계열의 소재들은 전반적으로 부드럽고 편안한 쿠션을 제공하고 통기성도 좋아 주로 연령대가 높은 사람들이 선호한다. 하지만 소재의 특성상 쿠션이 빠르게 가라앉기 때문에 발을 지속적으로 지지해 주는 기능에는 한계가 있다. 이에 반해 플라스틱처럼 단단한 소재의 제품들은 지지력과 내구성 측면에서 발 아치의 형상을 잘 유지하고 쉽게 꺼지지 않는다는 장점이 있지만, 발바닥이 많이 뻣뻣하거나 아치 기능이 떨어지는 경우는 오히려 강한 압박을 주어 통증의 원인이 되기도 하고 이 때문에 걸을 때 발을 정상적으로 딛지 못하는 결과를 초래할 수 있다.

최신 기술로는 3D 프린터 타입의 제품이 새롭게 등장했으며,

생분해성 소재로 제작된 친환경 인솔들도 꾸준히 진화하고 있다. 또한, IoT 기술을 통합한 스마트 인솔도 헬스케어 앱들과 함께 출시되고 있다. 최근에는 한 가지 소재만을 사용하는 대신 다양한 소재들을 층별로 나누어 발의 여러 위치에 배치하는 형식의 제품도 늘고 있다. 기술의 발전에 따라 고강도 운동을 하는 사람은 젤 인솔을 추천하고 일상생활에서 사용하는 용도로는 EVA 폼 인솔을 추천하는 등 고정적으로 정의 내리기보다는 각자가 가진 발의 병증에 맞게 적절한 소재를 복합적으로 사용하는 것이 더 효율성이 높다고 생각된다.

적합한 소재의 인솔을 사용하면 특정 스포츠 활동이나 일상생활에서 발을 보호하고 기능을 향상시키는 데 직접적이고 즉각적인 도움을 받을 수 있다. 따라서 발 상태를 정확히 진단 평가한 후 특정 활동이나 발 질환 및 병증과 같은 문제에 어떤 소재가 적합한지 판단하는 과정이 필요하다. 이번 기회를 통해 기능성 인솔의 중요성과 올바른 선택 방법, 소재의 차이에 대해 잘 이해하고 인솔이 사용자의 생활과 건강에 어떤 긍정적인 영향을 미칠 수 있는지 알게 되었기를 바란다.

나이와 발 질환에 따른 기능성 인솔

다양한 나이대와 발 질환을 위한 기능성 인솔을 추천하고 제공하는 일을 잘 수행하기 위해, 새로운 인솔 제품을 접하게 되면 직접 사용하면서 느낌을 체험해 보려고 노력한다. 불행 중 다행으로 필자의 발이 구조적으로 심한 평발인 덕에 인솔을 착용해 보면 오래지 않아 각 제품이 몸에 전하는 느낌을 잘 인지할 수 있다. 제품에 따라 빠른 경우는 30초만 지나도 신기가 어려울 것 같다고 판단되는 제품도 있다. 또 어떤 제품은 처음에는 편한 것 같은데 30분에서 1시간 정도 걷다 보면 오히려 피로도가 증가하는 제품들도 있다. 물론 인솔의 소재와 구조 그리고 각 브랜드가 지향하는 바에 차이가 있기 때문에 그 점을 잘 파악해 내려고 노력한다.

지금까지의 경험으로 보아 직접 착용했을 때 불편하다고 느꼈던 제품은 대부분 고객도 비슷한 경험을 이야기했다. 필자는 그동안의 경력과 노하우, 발의 특징적인 구조 덕에 고객보다는 그 차이를 좀 더 빠르게 간파할 수 있게 되었다. 이렇게 인솔을 직접 착용해 볼 때는 유소년, 중·장년, 노년층 등 각 나이대의 발 구조와 기능의 발전 단계도 함께 고려해야 한다. 또한 발 구조 및 발 질환에 특화된 인솔의 효과를 항상 머릿속에 담고 있다가 고객과의 상담 시 적절한 제품을 추천할 수 있도록 시뮬레이션하는 것이 필요하다. 각 개인의 특정 조건에 최적화된 인솔을 찾아 활용하는 것이 무엇보다 중요하고 실질적인 도움을 제공하기 때문에 거치는 과정이다.

연령별로 착용하는 인솔은 어떻게 다를까? 유소년의 경우 일반적으로 초등학교 입학 이후 정도에 인솔 사용을 권장하는 경우가 대부분이다. 병원에서 좀 더 어린 나이부터 확정적으로 발 아치의 구조 및 기능상 문제를 진단받은 경우에는 초등학교 입학 전이라

하더라도 발 아치 및 하지의 정렬을 돕기 위해 미리 사용하게 되는 경우도 있다. 어린이의 발은 성장 발달 단계에 있기 때문에, 발 아치가 잘 형성될 수 있도록 지원해 줌과 동시에 많은 활동량을 뒷받침할 수 있도록 충격을 흡수하는 기능이 중요하다. 만약 이런 기능이 미흡할 경우 어린이들은 본인 발의 문제점을 설명하기 어려워하기 때문에 무작정 스포츠 및 외부 활동 등을 꺼리는 경우도 발생한다. 따라서 어린이의 경우 부모가 적합한 지식을 가지고 아이의 서고 걷는 자세를 잘 파악해 적합한 어린이용 인솔을 제공해 주는 것이 좋다.

하지만 일반인이 이런 지식을 갖추기는 쉬운 일이 아니기 때문에 자세 및 보행 관련 특이점이 있거나 평발 또는 오목발과 같은 가족력이 있다면 관련 전문가들에게 상담을 받아 보기를 권한다. 적절한 시점에 기능성 인솔을 활용한다면 발의 자연적인 발달을 지원할 수 있고, 장시간 학교 활동과 놀이 및 스포츠도 편안하게 할 수 있다. 이외에도 성장하는 동안 하지 정렬이 틀어지는 부분에 대한 예방 및 지연이 가능하기 때문에 아이들에게 많은 이득이 될 수 있다고 생각한다. 시점을 놓쳐서 양발의 정렬 및 형태의 차이가 생기고 휘어진 이후에 이를 맞추기 위해 노력하는 것보다는 미리 예방하는 것이 훨씬 아이의 건강에 이롭다.

중·장년층의 경우 최근 취미 생활을 넘어 전문적인 수준으로 다양한 스포츠 활동을 즐기는 인구가 증가하고 있다. 일반적으로 30대 이후부터 몸의 가동 범위가 줄어들기 시작하고 인대나 건 등이 느슨해지며 다치면 회복이 늦어지는 느낌을 받게 된다. 또한 40대 이후로는 약해진 인대나 건 등으로 인한 관절 불안정성에 더해 근 감소가 일어나며 걷다가 발목이라도 한번 삐게 되면 좀처럼 회복이 되지 않고 오히려 하지의 다른 관절 부분까지 불편함을 겪는 경향을 보이게 된다. 따라서 중·장년층의 인솔은 충격 흡수와 안정성을 제공하여 스포츠 활동 중 발생할 수 있는 발의 피로를 줄이고 부상을 사전에 예방하는 것이 중요하다.

미리 적절한 예방을 하지 못할 경우 스포츠 활동이 건강을 증진해 주는 대신 되려 발과 발 아치 등에 가해지는 강한 압력으로 인해 발 변형과 기능의 퇴화를 빠르게 가져올 확률이 높아지게 된다. 이 나이대에서는 개인별로 활동 레벨과 발 구조 및 기능 상태에 많은 차이를 보이기 때문에 적절한 인솔을 잘 선택해야 한다. 특히 고강도 운동을 위주로 하는 경우 내구성 및 충격 흡수 기능이 탁월한 소재가 적절하게 잘 사용되었는지를 잘 확인하여야 한다.

노년층은 발의 지방 패드가 감소하고 아치의 기능적 평발화가 진행될 수 있으므로 쿠션감이 좋고 아치를 적절히 지지해 주는 인솔이 필요하다. 특히 노년층의 경우에는 발 아치의 구조를 정확하고 단단하게 받쳐서 정렬을 백 퍼센트 맞추기보다는 이 부분을 약간 양보하더라도 발에 가해지는 압박을 줄여서 편하게 보행을 할 수 있도록 만드는 방향이 실제 사용률을 높이는 길이라고 생각한다. 뻣뻣하고 무너진 아치 때문에 단단한 소재로 제작된 인솔을 신을 수 없다고 불평하는 경우를 실제 현장에서도 많이 만나게 된다.

적절히 쿠션이 있는 소재의 제품을 착용할 경우 발 아치의 기능을 보강하면서 보행 안정성을 향상시키고 통증을 감소시킬 수 있다. 노년층은 발의 피로가 줄어야 보행 시 안정감을 유지하고 활동적이며 독립적인 생활을 유지해 나갈 수 있다.

다양한 발 질환에 따라서도 인솔 착용법이 달라진다. 우선 가장 많은 경우는 족저근막염이다. 이 질환은 발바닥의 통증을 유발하므로, 아치 지지와 충격 흡수 기능이 강화된 인솔이 필요하다. 발과 잘 맞는 기능성 인솔은 아킬레스건과 발바닥의 압력을 분산시켜 통증을 줄이고 정상적인 보행을 할 수 있도록 돕는다.

평발은 유전적으로 타고나거나 생활 속에서 발 아치의 붕괴로

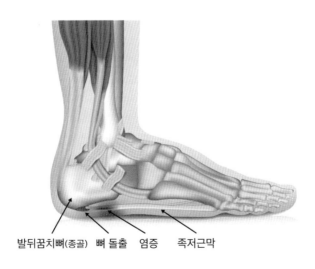

발뒤꿈치뼈(종골) 뼈 돌출 염증 족저근막

[그림 4-13] 족저근막염

인해 발생하게 된다. 특별히 설계된 아치 지지 인솔이 필요하며, 종아치와 횡아치를 모두 고려한 위치 및 높이로 제작되어야 한다. 적합하게 구성된다면 발의 정렬을 개선하고 보행 시 불편함을 많이 줄여 줄 수 있다.

무지외반증은 엄지발가락이 두 번째 발가락 방향으로 휘어지는 질환으로, 이로 인해 발볼 안쪽 중족지절 관절에 위치 변화가 생기며 건막류가 발생한다. 이 상태에서는 발가락의 정렬을 지원할 수 있고, 돌출된 뼈 및 발가락 아랫부분에 압력을 줄여 주는 인솔이 필요하다. 따라서 무지외반증에 특화된 인솔은 발가락이 자연스러운 위치를 유지하도록 돕고, 추가적인 쿠션과 발가락 부분에 특별히 설계된 지지대를 제공하여 통증을 경감시키며, 발의 정렬을 개

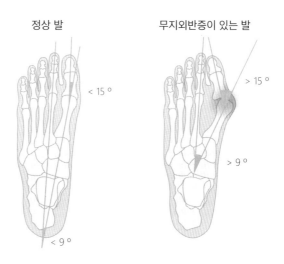

[그림 4-14] 정상 발(좌)과 무지외반증이 있는 발(우)

선하는 데 도움을 준다. 무지외반증은 진행형 병변으로 양발의 변형 차이가 커지는 중등 또는 중증 정도의 레벨에 달하면 발가락 상태에 대한 정확한 진단 평가 및 이에 맞는 인솔 설계를 위한 상당한 노하우가 필요하다.

마지막으로 다룰 지간신경종은 발가락 사이의 신경이 눌려 발생하는 질환으로 주로 3, 4번 발가락 사이의 통증을 유발한다. 이 질환에는 발가락 사이의 압력을 분산시켜 주는 기능이 강조된 인솔이 적합하다. 또한, 추가적인 쿠션 패딩을 통해 발바닥에 가해지는 압력을 감소시켜 신경에 가해지는 압력을 최대한 완화하여야 한다. 이를 위해 필요하다면 수차례의 피팅 후 보행 시의 피드백을 받아서 쿠션 패딩의 정도를 조절해 주는 것이 중요하다.

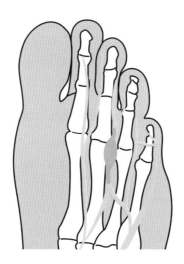

[그림 4-15] 지간신경종

스포츠와 기능성 인솔

선진국으로 진입한 대한민국의 위상에 맞게 다양한 스포츠 활동에 대한 사람들의 관심 또한 커지고 있다. 하지만 매장을 찾는 고객들을 보면 본인의 발 구조나 기능에 불리하거나 권하고 싶지 않은 스포츠를 주 3회 이상씩 하는 경우가 더러 있다. 예를 들면 유전적으로 발 아치가 완전히 평평한 평발을 가지고 있는 사람이 축구나 스케이트 같은 운동을 너무 좋아하거나, 발 아치가 무너져 발 아치 통증을 심하게 느끼는 사람이 매일 1시간씩 달리기를 하는 경우 등이다. 본인이 해당 스포츠를 너무 사랑하기 때문에 최대한 적절한 기능성 인솔을 추천하긴 하지만 조심스럽게나마 해당 스포츠를 하는 시간이나 주당 횟수를 줄이기를 꼭 권한다. 가능하다면 발에 압력이 덜 가해지는 대체 운동을 추천하는 경우도 자주 있다.

즐겨 하는 스포츠에 따라서 착용하는 인솔은 어떻게 달라야 할까? 러닝을 할 때는 충격 흡수와 에너지 반환 능력이 뛰어난 인솔이 필요하다. 이런 인솔은 러닝 시 발생하는 충격을 최소화하고, 더긴 거리를 편안하게 달릴 수 있도록 도와준다. 하지만 무엇보다 발아치의 구조 및 통증 부위 등을 잘 살펴서 이를 안정적으로 잘 지지하면서 본인의 발관절 움직임이 편안하게 이루어질 수 있도록 만드는 것이 최우선이다.

사이클링의 경우 신발 자체가 특수 목적용이기 때문에 신발과인솔이 서로 잘 맞는지가 매우 중요하다. 사이클리스트에게는 발의 안정성을 높이고, 페달링 효율을 증가시키는 인솔이 필요하다. 적절히 배치하게 되면 기능성 인솔은 발의 정렬을 개선하고, 힘 전달을 최적화하는 데 도움을 줄 수 있다.

기능성 신발을 가장 많이 찾게 되는 종목인 축구는 빠른 방향 전환과 스프린트를 지원하는 인솔이 필요하다. 축구용 인솔은 뛰어난 그립과 안정성을 제공하여 최적의 성능을 발휘할 수 있게 해야 한다. 하지만 사람마다 선호하는 축구화들이 있고, 특성상 기능성 인솔과 잘 맞지 않는 제품들이 많다. 이 경우 축구화에 있는 인솔에 지지가 되는 부분을 잘 비치해서 최대한 안정성을 줄 수 있도록 해야 한다.

점프를 동반하는 종목으로는 농구 또는 배구 등이 있다. 이러한 스포츠는 발의 충격 흡수와 빠른 회복이 중요하다. 점프 시 발생하는 충격으로 발에 통증을 느끼는 선수들이 있기 때문에 농구나 배구용 인솔은 발의 충격을 효과적으로 흡수하고 보호하는 데 중점을 두어야 한다. 이를 위해서는 고밀도 폼 또는 탄성이 좋은 소재의 인솔이 적합하며, 발 아치를 잘 지지해 주고, 동시에 발목의 안정성을 증가시키는 기능을 잘할 수 있도록 지지대를 비치하는 데 신경 써야 한다.

움직임 전환이 빠르게 일어나는 종목인 테니스나 배드민턴의 경우 빠른 방향 전환과 민첩성이 요구된다. 이 종목을 위한 인솔은 발의 움직임을 향상시키고, 미끄럼을 방지하여 빠른 반응 속도를 지원해야 한다. 특히, 측면 지지력을 강화하고 발목을 안정적으로 잡아 줌으로써 발의 안정성을 높이고, 부상 위험을 줄이는 데 도움을 주는 것이 중요하다고 본다.

민첩성이 요구되는 종목인 검도, 펜싱, 봅슬레이와 같은 스포츠는 뛰어난 민첩성과 빠른 반응 속도가 필수적이다. 이때 인솔은 발의 움직임을 정확하게 지원하고, 발의 빠른 회전과 급격한 정지를 도울 수 있도록 설계되어야 한다. 신소재의 고기능성 폼 등을 적합한 위치에 비치하여 이런 요구를 충족시키는 데 적합하도록 인솔의 소재 레이어에 더욱 신경을 써야 한다.

골프와 같은 스포츠는 발의 정렬이 매우 중요하고, 이는 스윙 시 전체적인 운동 능력에 매우 큰 영향을 준다. 골프용 인솔은 발의 정확한 정렬을 지원하고, 하지 전체에 안정적인 플랫폼을 제공하여 일관된 퍼포먼스를 가능하게 해야 한다. 추가적인 지지력과 균형을 제공하는 인솔이 필요하며, 18홀을 걷는 동안 편안하고 발의 자연스러운 움직임을 유지할 수 있도록 설계하여야 한다.

이렇게 각 스포츠 종목과 발의 질환별로 특화된 기능성 인솔을 선택하는 것은 기능 향상과 통증 경감, 부상 예방에 매우 중요하다. 기능성 인솔을 사용하는 고객들은 자신의 활동과 필요에 가장 적합한 인솔을 선택하여 최대의 이점을 얻을 수 있기를 기대한다. 각 연령대와 발 질환, 그리고 스포츠 활동에 맞는 기능성 인솔을 적절하게 선택하면 사용자는 일상생활과 스포츠 활동에서 최상의 능력을 발휘하며 좋아하는 스포츠 활동을 최대한 오랜 기간 즐길 수 있다.

5장

건강한 발
자가 검진법

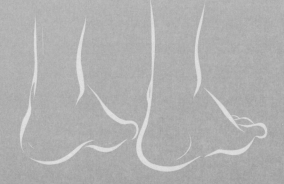

발 아치 확인하기

아마도 이 글을 읽는 독자 중에는 이번 주제에 관심을 가질 이들이 많지 않을까 생각한다. 발 기능을 자가 검진하고 평가하는 방법을 어느 정도 숙지해 두면 그다음으로 필요한 제품이나 운동 등 적합한 조치를 취하는 데 도움이 된다. 물론 발과 보행 관련 전문가가 아니라면 시간을 내어 전문가들의 조언을 자세히 구해 보는 것이 가장 효율적인 방법이기는 하다. 하지만 물리적인 거리나 시간적인 제한으로 인하여 이런 방법이 여의치 않다면 아래에서 안내하는 방식을 기초로 발 상태를 평가해 보길 바란다.

발 아치는 간단히 설명하자면 발바닥에 있는 스프링과 같아서 발이 지면에 닿을 때 온몸의 체중과 속력에 의해 실리는 압력을 분산시켜 충격을 흡수하는 역할을 한다. 또한 지면 반력을 이용하여 몸을 밀어서 앞으로 나아가게끔 돕는 역할을 수행하기도 한다. 그 외에도 발이 다양한 상태의 지면에서 넘어지지 않고 우리 몸의 안정성을 잘 유지할 수 있도록 여러 관절의 움직임을 잘 제어해 주는 역할도 한다. 따라서 발의 아치의 구조 및 기능을 잘 평가하는 것은 발 상태를 확인하는 데 있어서 가장 중요한 포인트라고 해도 과언이 아니다.

발 전문 센터에 가면 발 아치를 측정 평가할 수 있는 다양한 장비들을 경험할 수 있지만 상황이 허락하지 않는다면 집이나 사무실에서 물과 종이를 이용한 간단한 테스트를 통해 자신의 발 아치 유형(높은 아치, 정상 아치, 낮은 아치)을 직접 확인하는 방법들도 있다. 다음과 같은 간단한 자가 검진법을 통해 우리 몸의 균형과 보행 패턴에 중요한 역할을 하는 발 아치 상태를 파악해 보기 바란다. 아치의 높이에 따라 발의 충격 흡수 능력과 지지력이 달라지므로, 이를 확인하는 것은 발 건강을 관리하는 데 필수적이다.

　　발 아치 자가 검진 방법은 간략히 세 가지 정도로 구분할 수 있다. 우선 첫 번째 방법이다. 먼저 두 번째 발가락을 기준으로 발가락이 11자가 되도록 정면을 향해 똑바로 선다. 그리고 내측 복숭아뼈의 사선 약간 아래 방향을 눌렀을 때 만져지는 주상골의 위치를 확인한다. 이 위치를 기준으로 90도 직선 아래 부분을 확인한 후 발과 바닥 사이에 두 번째 손가락을 넣어 본다. 손가락의 첫째 마디도 잘 들어가지 않는다면 평발로 고려된다. 손가락 두 번째 마디 중간 정도까지 무리 없이 들어간다면 정상 아치로 판단한다. 마지막으로 손가락의 두 번째 마디 전체가 너무 쉽게 들어간다면 높은 아치인 오목발일 가능성이 높다.

　　하지만 이런 간단한 테스트의 경우 손가락이 너무 굵거나 얇으면 편차가 생길 수 있기 때문에 주변인 중 적절한 두께의 손가락을 가진 사람에게 부탁하고 본인은 체중을 실어서 자세를 잘 유지하고 서 있는 것이 좋다. 왜냐하면 본인이 서서 측정까지 하려고 몸을 숙이거나 하면 발의 정렬이 틀어지고 아치가 더 눌리는 현상이 생길 수 있기 때문이다. 단, 이렇게 정적으로 선 자세에서의 측정은 실제 걷거나 뛸 때의 아치 기능을 평가할 수 없고, 1시간 이상 서 있거나 움직였을 때의 발 아치 기능의 변화도를 잘 반영할 수 없다는 한계점이 있다.

다음은 물 테스트wet test이다. 이 방법은 간단하면서도 효과적이다. 먼저 발을 물에 가볍게 적신 다음, 평평한 신문지와 같은 종이에 발을 찍는다. 그리고 종이에 남은 발자국의 모양을 관찰하여 아치의 높이를 판단한다. 낮은 아치는 거의 전체 발바닥이 평평하게 다 찍히고, 높은 아치는 중앙 부분이 거의 찍히지 않는 것을 볼 수 있다.

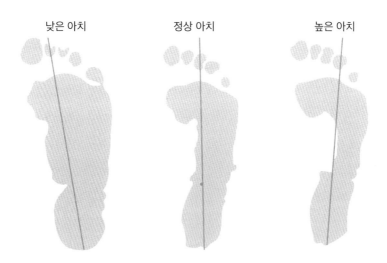

낮은 아치   정상 아치   높은 아치

[그림 5-1] 물 테스트로 발 아치를 확인하는 방법

좀 더 정확히 하자면 뒤꿈치의 중심선을 측정하고 여기에서 발 아치의 가장 깊은 곳을 지나는 선이 3번째 발가락을 기준으로 지나가면 정상 아치, 1~2번 발가락 방향을 향하면 낮은 아치, 3번 발가락을 지나 4번 발가락 방향으로 조금만 더 들어가도 높은 아치로 평가하게 된다. 하지만 이런 측정 방식은 뒤꿈치의 중심선을 정확히 파악할 수 있어야 하고 내측 종아치의 가장 깊은 곳이 어디인지 잘 인지할 수 있어야 하기 때문에 처음 측정하는 사람이 정확히 파악하기에는 조금 어려움이 있을 수도 있다.

마지막은 종이 테스트paper test 방식이다. 먼저 펜과 종이를 사용하여 발의 윤곽을 그려 준다. 최대한 펜을 90도로 세워서 발 윤곽이 실제 발의 형태를 반영할 수 있도록 그린다. 다음은 얇은 펜을 내측 종아치 아래로 넣어서 아치 부분의 곡선을 통해 아치 상태를 분석하도록 한다.

좀 더 세부적으로는 뒤꿈치에서 발가락 끝까지의 전체 길이와 엄지발가락 관절까지의 길이를 측정한다. 그리고 발 전체 길이의 1/2 지점에서 발등까지의 높이를 측정한다. 발 중심부에서 발등 높이를 측정한 값을 뒤꿈치에서 엄지발가락까지의 길이로 나눈 값을 아치 높이 인덱스arch height index라고 한다. 이를 통해 아치의 높이와 형태를 더 정확하게 이해할 수 있다.

발과 하지의 정렬 평가하기

발과 하지의 정렬은 걷기와 서기 자세에 큰 영향을 미친다. 몸의 뼈대와 근육, 건, 인대, 기타 구조물들은 체인처럼 연결되어 서로 영향을 주고받으며 지탱하고 있다. 따라서 한 곳이라도 사고나 잘못된 생활 습관 등으로 인해 정렬이 틀어지게 되면 관절과 근육에 부담을 주어 통증이나 부상으로 이어질 수 있고 그 영향은 하지 전체 관절의 보상 작용으로 나타난다. 집에서 할 수 있는 다음의 간단한 자가 검진을 통해 본인의 정렬 상태를 확인하고 개선할 수 있는 기초적인 방법을 배워 보자.

하지 정렬에 대한 자가 검진 방법으로 우선 거울을 사용한 정렬 평가법이 있다. 큰 거울 앞에 서서 몸의 전면과 측면을 관찰한다. 두 번째 발가락, 발목 중심, 무릎 중심, 양쪽 골반의 튀어나온 위치가 직선상에 위치하는지 확인한다. 또한, 종아리 부위에서 다리가 X자나 O자 모양으로 휘어지지는 않았는지를 살펴본다. 이렇게 하였을 때 다리가 눈에 띄게 휜 것이 보이거나 무릎의 중심이 과하게 내측을 향하고 있거나 발이 팔자 형태를 이루며 외측으로 과하게 돌아가 있거나 하는 부분을 점검하여야 한다. 이때 마커를 사용하는 것이 정확한 정렬을 눈으로 확인하는 데 가장 효율적인 방법이다. 바닥에 누워 골반, 무릎, 발목, 발에 마커를 부착하고 사진을 찍어서 비교 평가해 보는 것도 본인이 보기 어려운 부분의 정렬을 비교하는 쉬운 방법 중 하나이다. 누군가에게 몸의 뒤편에서 발의 뒤꿈치와 발목을 마커로 표시해 달라고 하여 정렬 상태를 시각적으로 파악할 수도 있다.

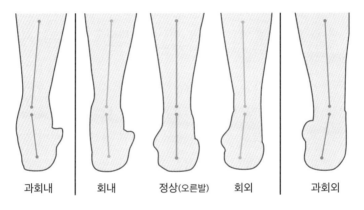

과회내   회내   정상(오른발)   회외   과회외

[그림 5-2] 하지의 정상 정렬과 비정상 정렬

걸음걸이 분석하기

자기 자신의 걷기 패턴을 분석할 수 있는 간략한 방법을 소개하도록 하겠다. 신발 바닥의 마모 패턴이나 비디오 촬영 또는 거울 앞에서 제자리걸음 걷기 등을 통한 걸음걸이 분석으로 본인이 걷는 방식을 이해하고, 이상 유무를 파악할 수 있다. 걸음걸이는 위에서 설명한 정렬과 직접적인 영향이 있다. 앉고 설 때의 정렬이 틀어져 있다면 걷기 위해 몸을 움직일 때에도 틀어진 정렬의 방향이 움직임에 영향을 미칠 수밖에 없다. 몸은 관절 가동 범위range of motion에 대한 적절한 각도들을 가지고 있다. 하지만 일상생활에서 다리를 늘 꼬고 앉거나, 짝다리를 짚고 서 있는 등의 좋지 않은 습관이 오랜 세월 유지되면 근육은 뻣뻣해지고 관절 가동 범위는 좁아져 제대로 된 움직임을 만들어 내지 못하게 된다.

누구나 나이가 들면 어쩔 수 없이 근육이 경직되고 관절 가동 범위가 줄어들기 마련이다. 건널목을 가뿐히 뛰어 건너는 청소년들과 빨리 걸으려고 해도 몸이 제대로 움직여 주지 않아 느리게 걷는 노인들을 떠올려 보면 쉽다. 하지만 이런 시간을 가능한 한 늦추고 통증 없이 움직이기 위해서는 좋은 정렬을 잘 유지해야 한다.

제대로 된 정렬을 잘 유지하고 있는지 알기 위해서 걷기 패턴을 파악하는 것만큼 좋은 방법은 없다고 생각한다. 왜냐하면 인간은 생존을 위해서는 반드시 이동성을 갖추어야 하고, 이동성의 근본은 걷기이기 때문이다. 걸음걸이는 몸의 여러 부분이 어떻게 협력하여 움직이는지를 보여 준다. 걷기 패턴은 발의 건강만이 아니라 전체적인 체형 및 균형에도 직접적인 영향을 미친다. 이것이 걷기 프로그램 등이 끊임없이 흥행하는 이유일 것이다.

걷기 패턴을 분석하는 방법 중 첫 번째는 본인이 3~6개월 이상 자주 신은 신발의 마모 패턴을 확인하는 것이다. 신발의 바깥쪽이나 안쪽 중 어느 쪽이 더 많이 닳았는지 혹은 전체가 고르게 닳았는지를 확인해 보면 걸음걸이의 특징을 어느 정도 알 수 있다. 반드시 그런 것은 아니지만 일반적으로 발 아치 기능이 약하면 신발 내측이 닳는 속도가 빠르고, 아치가 높으면 신발 바깥쪽 부분의 마모도가 높다. 이외에도 구조적으로 심한 평발은 발의 충격 흡수 기능 자체가 약하기 때문에 천천히 작은 보폭으로, 발을 조금씩 끌면서 걷는 유형이 많은 편이다. 하지만 적합한 인솔의 착용 여부와 기간 또는 하지 부상 등으로 보상 작용이 있었는지에 따라서 달라질 수 있기 때문에 한 가지 형태로 단순화시켜 이야기하기에는 한계가 있다.

사람마다 발 아치 및 구조의 특성과 통증 위치 및 유무에 따라 다른 걸음걸이 패턴을 취하기 때문에 이에 대한 적절한 이해 없이 무조건 보폭을 키워서 걸으라고 하거나 보행 각도를 바꾸라는 조언을 따르게 되면 오히려 피로도가 커지거나 보행 시 불안정성이 커질 수 있다. 그러므로 걷기 패턴에 대한 진단 평가 후 이에 적합한 지원을 먼저 시행하고 이에 적응하는 기간을 3~6개월 정도 가지면서 서서히 개선하는 것이 적절하다. 하지를 잇고 있는 연결 사슬들이 연동하여 오랫동안 같은 움직임을 만들어 왔기 때문에 너무 빠르게 정렬을 바꾸려고 하면 오히려 다른 관절에 통증이나 무리를 일으킬 수도 있기 때문이다.

다음으로는 스마트폰을 활용하여 매우 쉽게 해 볼 수 있는 비디오 촬영 분석 방법이다. 슬로우 모션으로도 영상을 쉽게 찍을 수 있기 때문에 다양한 각도에서 보행하는 모습을 찍어 보면 걸음걸이 패턴을 쉽게 파악할 수 있다. 스마트폰이나 카메라를 사용하여 걷는 모습을 촬영할 때는 반드시 대상과 90도가 되는 정면 또는 후면에서 촬영하기를 권한다. 대각선 측면 방향 등 틀어진 각도에서는 보행 패턴의 특이점을 정확히 파악하기 어렵고 오류가 발생하기 쉽다. 촬영한 비디오를 돌려 보며 발의 착지와 추진 과정을 관찰하고, 어떤 부분에 무게가 실리는지, 발이 어떻게 회전하는지 등을 분석해 보면 양발 중에서 더 많이 각도가 내, 외측으로 돌아가는 부분을 파악할 수 있다. 시간 측정까지 해서 오른발과 왼발 중 지면에 닿는 시간이 더 긴 쪽이 어느 발인지를 파악해 보는 것도 도움이 된다.

이번 장은 발 건강을 자가 검진하고 이해하는 데 도움을 줄 수 있도록 작성하였지만, 만약 문제가 있다고 판단된다면 전문적인 도움을 받을 수 있도록 병·의원이나 발 관련 전문 업체를 방문하여 정확한 측정 평가를 받아 보기를 권한다.

신발의 영향 평가하기

발 질환 및 변형과 관련된 논문들에 빠지지 않고 등장하는 부분이 잘 맞지 않는 신발로 인하여 생기는 문제점이다. 사람들은 대체로 신발은 발 길이에 맞게 구매하는 것이라고 생각한다. 하지만 실제 본인의 발 길이를 측정해서 정확히 알고 있는 사람을 현장에서 만나본 적은 거의 없다. 대체로 본인이 자주 신는 신발 브랜드의 길이 규격을 본인의 발 길이라고 생각하고 있다. 하지만 신발 제품은 원래 기획할 때부터 발 길이만이 아니라 발 너비 및 둘레에 대한 규격을 다 함께 고려해서 라스트를 제작한다. 이 라스트가 본인의 발 규격과 유사한 제품이라면 잘 맞는다는 생각이 들 것이고 그렇지 않다면 발이 너무 불편하거나 신발 안에서 발의 공간이 남는다는 생각이 들 것이다. 그 외에도 사람마다 발의 형태가 달라 엄지발가락이 가장 긴 사람, 두 번째 발가락이 가장 긴 사람, 발가락 길이가 전체적으로 비슷한 사람 등 다양하기 때문에 발 길이, 너비, 둘레와 같은 규격에 더해 발의 형태까지 나와 잘 맞는 제품을 찾기는 쉽지 않다.

또, 제품에 대한 선호를 떠나서 대부분 사람은 본인의 발 형태에 무관심하다. 정확히 본인의 발 상태를 알게 되면 그에 대한 정보를 바탕으로 본인의 발 타입에 맞는 브랜드 및 스타일을 찾는 작업을 해야 한다. 이러한 고려 없이 평소 신는 신발이 발 건강에 어떤 영향을 미치는지 모른 채 생활하는 사람들이 너무도 많다. 발 변형 및 질환이 있는 이들 중에는 이러한 설명을 충분히 듣고도 막상 신발을 신는 순간이 되면 선호하는 브랜드, 디자인, 오늘 입은 옷과 어울리는 컬러의 신발을 우선순위로 삼는 경우가 잦다. 신발이 발의 건강에 얼마나 큰 영향을 미칠 수 있는지 잘 고려해 보고, 신발을 자가 평가하는 방법을 확인해 보기 바란다.

신발의 내부 상태, 즉 인솔 및 내측 라이닝의 마모 정도, 그리고 아웃솔의 상태를 주기적으로 반드시 체크하여야 한다. 이를 통해 어떤 신발이 발에 적합한지 판단하는 기준을 세울 수 있다. 아웃솔 바닥면이 일정하게 마모되지 않은 부분이 어딘지를 확인하면 서 있거나 걸을 때 몸의 균형이 어느 쪽으로 쏠려 있고 어느 방향으로 압력이 많이 가해지는지를 판단할 수 있다. 당연히 힘이 많이 가해진 부분이 빨리 닳아 나간다.

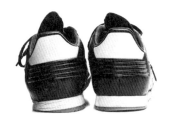

[그림 5-3] 불균형하게 마모된 신발

아웃솔이 닳기 이전에 신발 내부 인솔에 어떤 영향이 있는지를 확인한다면 좀 더 빠르게 내 몸의 균형을 확인할 수 있다. 하지만 대부분 인솔을 꺼내서 신발 안의 상태를 확인해 보는 사람은 드문 듯하다. 신발 안 인솔이 탈착 가능하다는 것 자체를 처음 알게 되는 사람들도 생각보다 많다. 인솔을 꺼내서 상태를 확인해 보면 충분한 쿠션과 지지력이 남아 있는지 등을 발뒤꿈치, 발 아치의 각 면에서 검사해 볼 수 있다. 생각보다 빠르게 인솔의 특정 면이 닳거나 떨어져 나간 흔적을 발견하게 될 수도 있다.

또한 신발 어퍼의 전반적인 형태가 발 모양에 맞는지도 잘 확인해야 한다. 간혹 신발의 앞쪽이 너무 좁거나, 너무 높은 굽의 제품을 신어 발의 형태에 변형이 오거나 통증을 호소하는 경우를 보게 된다. 이런 경우는 본인의 발 형태와 너무도 다르게 생긴 제품을 신어서 신발 어퍼 자체도 비틀어진 상태로 발 형태와 유사하게 변형되기도 한다.

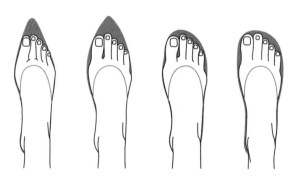

[그림 5-4] 발의 모양에 영향을 미치는 신발의 다양한 형태

일상생활 속 발 건강 모니터링

일상 활동 중 느낄 수 있는 발 문제의 징후를 어려서부터 습관적으로 무시하고 생활하는 사람들이 너무도 많다. 다행히도 최근에는 양육자들이 아이들의 발 상태 및 보행을 보고 우려되는 점이 있는 경우 아이들과 함께 발 센터에 일찍이 방문하는 사례가 늘어나고 있다. 대체적으로 발은 우리의 손과 비슷한 관절 구조 형태를 갖추고 있다. 만약 엄지손가락이 두 번째 손가락 방향으로 돌아가고 엄지손가락을 위아래로 움직이려 해도 의도하는 바대로 잘 움직여 주지 않는다면 당연히 큰 문제라고 생각하고 전문가를 찾을 것이다. 하지만 발이 이런 상태가 된다면 그럴 수도 있는 것이 아닌가 하고 변형과 통증을 감내하고 살아가는 사람이 대다수인 듯하다. 과거부터 발은 신발에 맞춰서 그냥 신으면 된다는 생각을 갖고 살아 왔거나, 그런 이야기를 해 봐야 특별한 해결책이 없다고 미리부터 포기해 버리는 경우들 때문에 발생하는 문제가 아닐까 한다. 또는 본인이 추구하는 패션 스타일이 너무도 확고해서 발 건강의 희생을 감수하는 것일 수도 있다. 하지만 몇 번을 강조해도 부족하지 않은 것이 발 건강을 잃게 되면 하지 전체의 정렬 문제와 관절 통증의 연쇄 작용을 겪어야 한다는 것이다.

따라서 평소 스스로 본인의 발 상태를 잘 인지하고 평가하는 방법을 이해하고 있는 것이 도움이 된다. 피로, 통증, 부기, 피부 경결 현상 등 발에 나타나는 변화를 주의 깊게 관찰할 필요가 있다. 평소에 비해 발에 피로가 빨리 오고, 발볼의 압박감이 심하다면 발 아치 기능의 저하를 고려해 볼 필요가 있다. 발의 특정 부위에 통증이 생겼다면 몸의 균형이 틀어지면서 무게 분산이 고르게 되지 않고 특정 부위로 쏠리고 있다는 신호이다. 발과 종아리 부위의 부기에는 여러 가지 이유가 있을 수 있지만 보행 시 발의 굴곡과 신전이 잘 이루어지지 않고 있는 것이 원인이 될 수도 있다. 발의 특정 부위에 몰린 압박 통증은 결국 피부 경결 현상을 일으키게 되고 보행 시 그 부위를 제대로 디디지 못하는 문제를 일으켜서 비정상적인 보행으로 이어질 수도 있다. 이런 비정상적인 보행이 습관화되면 하지 정렬에 변형이 생기고 다리 길이 편차 및 발목, 무릎이나 고관절 및 허리 통증을 일으키는 원인이 될 수도 있다.

발의 건강을 유지하기 위해서는 일상적으로 발의 변화를 주의 깊게 관찰하는 것이 중요하다. 앞서 설명한 발의 피로, 통증, 부기와 같은 증상들은 발의 문제를 나타내는 초기 신호일 수 있다. 이러한 징후들을 조기에 감지하고 적절히 대응하기 위해 매일 저녁 발을 살펴보고, 특히 오랜 시간 서 있거나 많이 걸은 후에는 발의 상태를 확인해 보는 것이 좋다. 나이가 들어 가면서 몸이 뻣뻣해지고 허리를 굽혀 발 상태를 보는 것이 어려워지는 시점이 오게 되면 의자에 기대어서 또는 거울 등에 비춰서 살펴보거나 다른 이의 도움을 받아 주기적으로 발 상태를 점검해 보기를 권한다.

서 있거나 걸을 때 피로감이 빨리 느껴지거나 부기가 있다면 자주 발을 쉬어 주어야 한다. 발 아치의 회복 시간을 자주 주고, 발 위치를 높여서 휴식을 취하는 것이 도움이 된다. 이와 함께 발의 근력을 높일 수 있도록 자주 스트레칭 및 발 운동을 해 줄 것을 제안한다. 발은 몸의 다른 부분과 다르게 매일 혹사당할 수밖에 없는 위치에 있기 때문에 발 근력이 약할 경우 강화에 필요한 기본적인 운동을 매일 꾸준히 해 주는 것이 좋다. 릴리즈 볼을 이용한 발바닥 및 발 아치 부위의 스트레칭을 우선 진행하고, 이후 타월 당기기와 쇼트 풋short foot 운동을 자주 해 주기를 권한다. 이외에도 발가락을 자주 벌려 주거나 또는 발가락으로 물건을 들어올려서 옮기는 동작들을 자주 하는 것도 도움이 된다([그림 5-5] 참조).

이런 동작을 수행하는 데 어려움을 느낀다면 발 근육을 강화할 필요가 있다는 뜻이다. 발가락 걷기, 발가락을 펴는 운동 등을 통해 발 근육을 강화할 수 있는 생활 속 습관들을 만들어 가기를 바란다. 발바닥 피부에서 비롯되는 발의 균형 감각은 낙상 예방과 안정적인 보행에 매우 중요한 역할을 한다. 발 상태가 건강하지 못하면 균형이 좋지 않을 수밖에 없고, 이럴 경우 서 있거나 보행을 할 때 낙상의 위험에 처할 확률이 높아지게 된다. 이는 생존과도 직결되는 문제이기 때문에 균형 감각을 향상시키기 위해서도 발 상태를 잘 관리하여 도움을 받을 수 있기를 바란다.

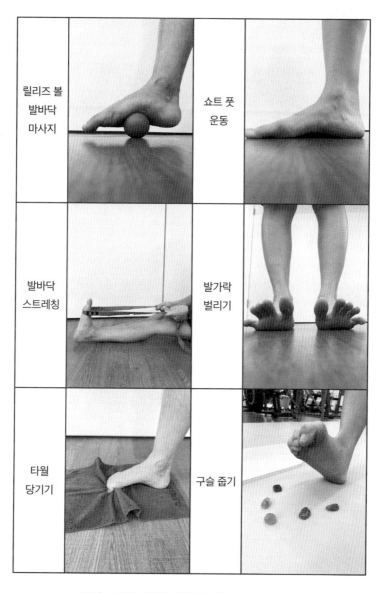

릴리즈 볼 발바닥 마사지		쇼트 풋 운동	
발바닥 스트레칭		발가락 벌리기	
타월 당기기		구슬 줍기	

[그림 5-5] 발 근력 강화에 필요한 기본 운동 6가지

6장
건강한 발 운동

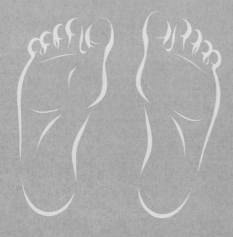

발에서 가장 중요한 근육

발에는 발가락과 발바닥 안쪽에 있는 발 내재근foot intrinsic muscles과 종아리에서 시작되어 발로 연결되는 발 외재근foot extrinsic muscles이 있다. 건강한 발의 기능을 유지하기 위해서는 두 근육 그룹이 모두 중요하지만 각자의 특징은 명확히 다르다.

먼저 [그림 6-1]과 같이 발가락과 발바닥 안쪽에 있는 발 내재근foot intrinsic muscles은 크기는 작지만 반응 속도가 빠르다. 특히나 발 내재근은 발가락의 정밀한 움직임과 위치 감각을 미세하게 조절

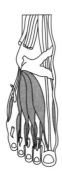

발 내재근	
엄지벌림근	엄지모음근(빗살머리)
짧은발가락굽힘근	엄지모음근(가로머리)
새끼벌림근	짧은엄지굽힘근
발바닥네모근	바닥쪽뼈사이근
벌레근(1~4)	등쪽뼈사이근
짧은새끼발가락굽힘근	발등근

[그림 6-1] 발 내재근

하면서 발 아치를 유지하는 데 크게 기여한다.

　미국 켄터키대학교 의과대학 데이비드 펙David Peck 연구진은 발 외재근에 비해 발 내재근의 근육 내 근방추muscle spindle 밀집도가 2~4배 더 높은 것을 확인했다. 근방추는 근육의 길이가 (특히 빠른 속도로) 늘어날 때 근육을 보호하는 가장 중요한 고유 수용 감각 신경세포이다. 근육 단일 면적당 근방추의 밀집도가 높다는 것은 해당 근육의 길이 장력을 조절하는 기능이 매우 미세하고 정교하다는 것을 의미한다. 따라서, 근방추 밀집도가 2~4배 더 높은 발 내재근은 매우 미세한 근육의 길이 변화를 감지하여 빠른 속도로 발의 정교한 움직임을 조절하고 위치 감각 제어에 중요한 역할을 하며 발 아치를 유지하는 기능을 담당한다.

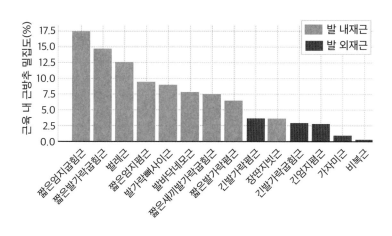

[그림 6-2] 발 근육별 근방추 밀집도

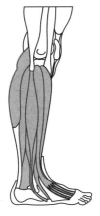

발 외재근	
전경골근	비복근
긴발가락폄근	가자미근
긴엄지폄근	후경골근
셋째종아리근	긴발가락굽힘근
장비골근	긴엄지굽힘근
단비골근	발등근

[그림 6-3] 발 외재근

반면, [그림 6-3]과 같이 종아리에서 시작되어 발목을 통과하여 발가락과 발 아치의 여러 뼈에 연결되어 있는 발 외재근은 근방추 밀집도는 낮지만, 발목과 발가락 관절의 큰 움직임에 관여하고 발에 가해지는 큰 충격을 흡수하고 발산하는 중요한 역할을 한다.

발 외재근과 족저근막은 걷거나 뛸 때 발 아치 스프링 시스템을 통해 길이가 늘어나면서 신장성 수축을 통해 발에 가해지는 충격을 흡수하고, 길이가 짧아지면서 단축성 수축을 통해 흡수된 힘을 발산한다. 이 과정에서 신장성 파워negative, eccentric, absorption power와 단축성 파워positive, concentric, generation power를 통해서 움직임이 일어난다.

그렇다면 발 내재근과 발 외재근 중 발 기능에 더 많이 기여하는 근육 그룹은 어느 것일까? 효율성을 고려했을 때 발 기능을 개선하기 위해서는 어떤 근육의 운동에 더 많은 시간을 투자해야 더 큰 효과를 얻을 수 있을까? 늘 이런 이분법적 선택을 해야 하는 것은 아니지만, 대부분은 하루 24시간 중 운동에 투자할 수 있는 시간이 제한적이기 때문에 같은 시간을 투자했을 때 더 효과적으로 발 기능을 높일 수 있는 방법이 무엇인지를 이야기하고 싶다.

　　회사에서는 연봉이 높을수록 큰 책임이 따른다면, 몸의 근육계 시스템에서는 크기가 클수록 큰 역할과 기능을 담당한다. 일반적으로 크기가 큰 근육일수록 신체의 겉면에 위치하여 관절의 움직임을 만들어 내는 역할을 하고, 크기가 작은 근육일수록 심부에 위치하며 관절의 미세한 움직임을 조절하고 관절의 위치를 유지하는 역할을 한다. 발 기능에 영향을 미치는 여러 가지 요소들 중에서도 근육의 크기는 중요하다. 발 외재근은 발 내재근에 비해 약 3~6배 더 크다. 즉, 발 외재근이 발 기능에 더 많은 역할과 책임이 있음을 의미한다.

　　발의 근본적인 역할과 기능을 고려해 보면, 발의 핵심 기능은 몸을 이동하게 해 주는 것이다. 몸을 이동시키기 위해서 발은 지면에서 오는 충격을 흡수하고 발산하면서 움직임을 만들어 내는데, 이 역할을 하는 것이 바로 발 외재근이다. 따라서 물리학적 관점에서 발 기능에 더 중요한 근육은 발 내재근보다 발 외재근이라고 할 수 있다.

정리하자면, 근육의 크기가 작은 발 내재근은 높은 밀집도의 근방추 감각 신경 정보를 바탕으로 빠르게 근육과 신경 반응을 활성화시켜 발 아치를 유지하고 발의 미세한 움직임과 위치 감각을 조절함으로써 안정성에 기여한다. 한편, 근육의 크기가 큰 발 외재근은 발에 가해지는 충격을 흡수하고 발산하면서 관절의 움직임을 만들어 내는 핵심 기능을 담당한다.

미세한 움직임과 빠른 근육 및 신경 반응을 담당하는 발 내재근의 경우에는 그 특징을 고려한 아래의 단계별 운동을 추천한다.

1. 한 발로 서서 좌, 우, 앞, 뒤로 움직이며 버티고 이를 반복하면서 무게 중심을 조절한다.
2. 한 발로 가만히 서 있는다.
3. 한 발로 가만히 서서 팔 또는 다리를 조금씩 움직인다.
4. 발뒤꿈치를 바닥에서 2~3cm 들었다가 잠시 버티고 다시 바닥으로 내리기를 반복한다.
5. 제자리에서 줄넘기하듯 가볍게 뛴다.
6. 발뒤꿈치가 바닥에 닿지 않게 앞발로만 제자리 뛰기를 한다.

충격의 흡수와 발산이라는 발관절의 핵심 기능을 담당하는 발 외재근의 경우에는 그 특징을 고려하여 근력을 강화할 수 있도록 발뒤꿈치 들기calf raise or heel raise와 같은 운동에 더 많은 시간을 투자하는 것이 올바른 방향이다.

발 외재근 기능 해부학

좀 더 자세히 발 외재근에 대한 이야기를 나누어 보자. 발 외재근은 크게 세 개의 근육 그룹으로 구성된다. 정강이뼈인 경골을 기준으로 앞, 옆, 뒤 이렇게 세 군데에 근육들이 무리 지어 위치해 있다. 뒤쪽에서는 비복근과 가자미근이, 안쪽에서는 후경골근, 긴발가락굽힘근, 긴엄지굽힘근이, 바깥쪽에서는 장비골근과 단비골근이 각각 제 역할을 한다([그림 6-4] 참조). 발의 아치를 정상적으로 유지하고 잘 걷기 위해서는 세 근육 그룹이 오케스트라처럼 복합적으로

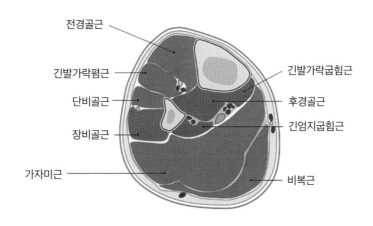

전경골근
긴발가락폄근
단비골근
장비골근
가자미근
긴발가락굽힘근
후경골근
긴엄지굽힘근
비복근

[그림 6-4] 발 외재근을 이루는 근육들(왼쪽 다리 기준)

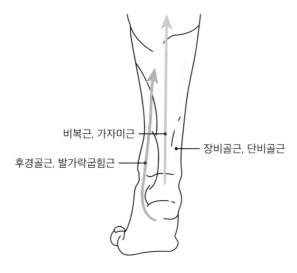

비복근, 가자미근 ── ● ── 장비골근, 단비골근

후경골근, 발가락굽힘근 ──

[그림 6-5] 발 외재근의 세 개 그룹

조화롭게 기능해야 한다. [그림 6-5]처럼 발뒤꿈치가 지면에서 떨어지는 상황에서 발 아치의 안쪽, 바깥쪽, 뒤쪽에서 각각의 발 외재근 그룹이 주어진 역할을 해야 건강한 발의 기능을 유지할 수 있다.

　가장 크기가 큰 발 외재근은 경골 뒤, 겉면에 있는 종아리 근육이다. 종아리 근육은 [그림 6-6]처럼 안쪽에 자세 유지를 위한 가자미근이 있고, 겉면에 비복근이 내측과 외측에 2개로 나뉘어 있다. 이 종아리 근육은 발바닥이 지면을 밀면서 힘을 발산하고 반대로 발과 발목이 꺾이면서 힘을 흡수한다.

　또한, 종아리 근육인 가자미근과 비복근은 무릎과 고관절을 펴는 기능을 보조해 주는 역할도 동시에 수행한다. 일상생활에서 바닥

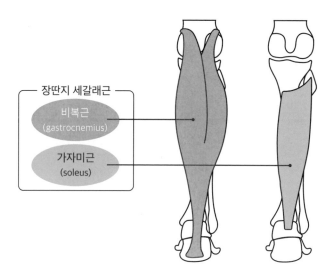

장딴지 세갈래근
- 비복근 (gastrocnemius)
- 가자미근 (soleus)

[그림 6-6] 종아리의 장딴지 세갈래근

이나 의자에 앉은 상태로 있다가 두 발로 일어서는 동작을 취할 때 엉덩이 근육과 앞 허벅지 근육만큼 중요한 근육이 바로 종아리 근육이다. 엉덩이 근육(대둔근)과 앞 허벅지 근육(대퇴사두근)이 위축되거나 약해진 사람은 보상 작용으로 종아리 근육을 사용할 확률이 높다. 종아리 근육은 노화에 의한 근감소가 더디게 일어나는 근육이다.

건강한 발을 유지하기 위한 두 번째 외재근 그룹은 정강이뼈 뒤쪽에 비복근과 가자미근보다 더 깊숙이 위치하여 발목 복숭아뼈 안쪽으로 통과하는 톰, 디키, 해리 근육 삼 형제이다([그림 6-7] 참조). 톰, 디키, 해리는 발목 안쪽으로 지나가는 세 개의 근육 이름을 잘 기억하기 위해 붙은 별명이며 실제로는 후경골근, 긴발가락굽힘근,

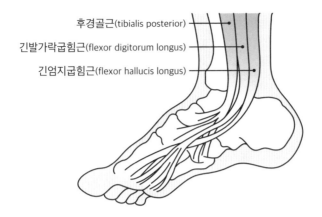

후경골근(tibialis posterior)
긴발가락굽힘근(flexor digitorum longus)
긴엄지굽힘근(flexor hallucis longus)

[그림 6-7] 후경골근, 긴발가락굽힘근, 긴엄지굽힘근

긴엄지굽힘근을 뜻한다. 이 근육 그룹이 건강한 발에서 중요한 이유는 대표적인 발 질환인 평발에 가장 영향을 많이 주는 근육이며, 발가락 굽힘을 통한 지면 접지에 중요한 역할을 담당하기 때문이다. 특히나, 평발인 사람들은 발 내측 종아치를 담당하는 톰, 디키, 해리 근육 삼 형제 운동을 반드시 해야 한다.

세 번째 외재근 그룹은 발 외측 종아치를 담당하며, 발목 관절의 안정성에 기여하는 장비골근과 단비골근이다. 비골근 형제 근육은 종아리 바깥쪽 면의 비골이라는 뼈에서 시작하여 바깥쪽 복숭아뼈를 지나 중간발에 연결되어 있다([그림 6-8] 참조). 비골근 형제 근육은 크기가 작으며 가늘고 긴 형태이지만, 근육이 반응하는 속도는 매우 빠르다. 특히 외측 발목 인대 파열 염좌라는 부상을 입었을 때 가장 많이 기능이 약화되는 근육으로서 많이 연구되기도 한다. 이

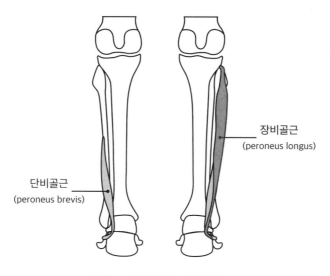

[그림 6-8] 장비골근과 단비골근

근육은 길게 늘어진 고무 밴드와 같아서 폭발적인 힘을 내는 역할보다는 근육과 건의 장력을 통한 길이 신장 반사에 따라 빠르게 반응하는 역할을 한다. 발목 인대를 다치거나 발목을 자주 삐는 사람, 혹은 발목이 불안정하다고 느끼는 사람은 이 2개 근육의 빠른 반사 기능을 높이는 운동이 필수적이며, 추가적인 기능 강화 운동을 할 필요가 있다. 해당 근육의 필수 운동은 255~257쪽에 사진과 함께 설명해 놓았다.

앞서 언급한 풋코어 시스템에 따라 발 외재근 세 그룹의 우선 순위를 매겨 보면, 크기가 가장 큰 종아리 근육인 가자미근과 비복근, 내측 종아치를 담당하고 발가락 굽힘 역할을 하는 톰, 디키, 해리 삼 형제 근육, 그리고 마지막으로 외측 종아치와 발목 관절 안정성을 담당하는 비골근 형제 근육 순이다.

정리하자면, 외재근의 가장 중요한 기능은 걸음마다 충격량을 흡수하고 발산하는 것이다. 주로 종아리 근육이 이 역할을 하며 평지를 걷거나 계단을 올라갈 때 추진력을 발생시킨다. 또 몸이 앞으로 나아가기 위해서는 발뒤꿈치가 지면에서 떨어지면서 종아리 근육이 짧아져야 하는데, 발뒤꿈치가 지면에서 떨어지면 접촉 면적이 그만큼 감소하기 때문에 발목과 발 전반이 불안정한 상태가 된다. 이때 전방으로 힘을 발생시키기 위해서는 발목과 발이 한쪽 측면으로 쏠리지 않고 안정적으로 위치를 유지해야 한다. 이 과정에서 안정성을 담당하는 외재근들이 중요한 기능을 한다. 발 내측에서는 후경골근, 긴발가락굽힘근, 긴엄지굽힘근 삼 형제가 발바닥을 지나가면서 기능하고, 반대로 발 외측에서는 장비골근이 발바닥 아치를 가로질러 지나간다. 즉, 발바닥 아래에서 X자 형태로 근육이 교차하며 안정성을 유지해 주는 것이다.

결국, 건강한 발은 걷거나 뛸 때 지면의 충격량을 종아리 근육이 잘 흡수하고 발산하며, 발뒤꿈치 혹은 앞발만 지면에 닿아서 발이 불안정해진 상태에서는 발 내측과 발 외측의 근육 그룹들이 발관절의 안정화에 기여하며 종아리 근육을 돕는 협력근으로서 시너지를 낸다. 그렇다면 이제 기능학적 우선순위에 따라서 종아리 근육 그룹, 발 내측 종아치 톰, 디키, 해리 삼 형제 근육 그룹, 발 외측 비골근 형제 근육 그룹의 운동법에 대해서 알아보자.

종아리 근육을 강화하는 운동

종아리에는 2개의 근육이 있다. 겉면에서 만져지는 비복근 gastrocnemius과 안쪽에 있는 가자미근soleus 이다. 이 두 개 근육의 가장 큰 차이는 근섬유의 종류이다([그림 6-9] 참조). 근섬유의 종류는 크게 2가지, 느리게 수축하지만 지치지 않고 오래 버티는 지근과 빠르게 수축하면서 쉽게 피로해지는 속근으로 나뉜다. 그리고 속근은 또다시 2가지 종류로 나뉜다. 일반적으로 겉면에 있는 근육들은 속근의 비율이 높고, 움직임을 만들어 내는 기능을 한다. 반대로 심부에 위치하는 근육은 주로 지근으로, 자세를 유지하는 데 크게 기여한다.

종아리 근육의 근섬유 비율을 리뷰한 연구를 보면 17~40세 약 1,000명의 근육 생검사muscle biopsy에서 비복근은 type 1 지근섬유가 59%이며, type 2 속근섬유가 41%였다. 반대로, 가자미근은 type 1 지근섬유가 81%, type 2 속근섬유가 19%였다. 결론적으로 종아리 근육은 속근보다 지근의 비율이 다른 관절의 근육들보다 높다. 따라서, 종아리 근육은 걷기나 달리기와 같이 오랜 시간 동작을 유지해야 하는 근지구력 기능이 중요하다는 것을 알 수 있다.

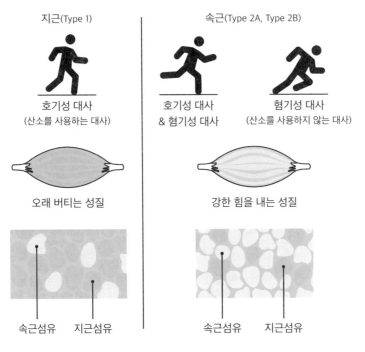

속근(Type 2A, Type 2B)

호기성 대사
(산소를 사용하는 대사)

호기성 대사
& 혐기성 대사

혐기성 대사
(산소를 사용하지 않는 대사)

오래 버티는 성질

강한 힘을 내는 성질

속근섬유   지근섬유

속근섬유   지근섬유

[그림 6-9] 속근과 지근의 차이

    속근을 강화하는 방법은 무게 부하를 높여서 고강도로 횟수를 적게 하여 운동하는 것이다. 반대로 지근을 강화하는 것은 무게 부하를 저~중강도로 낮추어 많은 횟수를 반복하고 지속하는 운동이다. 종아리 근육을 이루는 근섬유는 지근의 비율이 높으므로, 일반적인 운동법처럼 15회 3세트와 같은 방식으로 동작의 횟수를 정해놓는 것보다는 현재 할 수 있는 최대치에서 계속 더 많은 반복과 더 강한 저항을 이겨 낼 수 있게 운동하여 근지구력을 키우는 것이 중요하다. 하지만 나이가 들어 감에 따라 속근의 기능이 감소하는 것을 고려하면 무게 부하가 높은 고강도의 종아리 근력 운동도 필요해 보인다.

　나이가 들어 신체 기능이 감소하는 노화가 발생하면 종아리 근육을 포함한 몸의 근육에 어떤 변화가 일어날까? 근육 생리학적 변화로는 앞서 언급한 종아리 근육의 근섬유 비율이 바뀌게 된다. 보통 종아리 근육에서 속근섬유의 비율은 비복근의 경우 41%이며 가자미근의 경우 19%이다. 하지만 노화가 진행되면 속근의 비율이 이전보다 더 적어지게 되어, 빠르게 근육이 수축하고 폭발적인 힘을 내는 능력이 줄어든다. 이러한 속근의 지근화는 보행 속도를 느리게 하고, 최대로 달릴 수 있는 속도를 줄어들게 만든다. 나이를 먹으면 빠르게 걷거나 달리고 싶어도 몸이 생각과 같이 반응하지 않는 이유다.

　종아리 근육을 포함한 근육들이 지근으로 바뀌는 변화는 반사 신경에 의해서 조절되는 몸의 균형 감각 능력을 감소시킨다. 또한, 위기 상황에서 재빠르게 대처하는 운동 신경 반응도 느리게 만든다. 그렇다면, 이러한 일련의 변화를 어떻게 예방하고 최대한 속근의 비율을 유지할 수 있을까? 종아리 근육 본래의 근섬유 타입 비율에 따라 운동은 고강도보다는 저강도 혹은 중강도로 하되, 위아래로 최대한 빠른 움직임을 주는 것이 중요하다. 근육의 기능을 높이기 위해서는 근육에 가해지는 무게, 즉 저항 강도가 높을수록 근력과 근육 크기를 키우는 데 유리하지만, 운동을 꾸준히 해 오던 사람이 아니라면 중량은 적게 한 상태에서 움직임 속도를 최대한 높

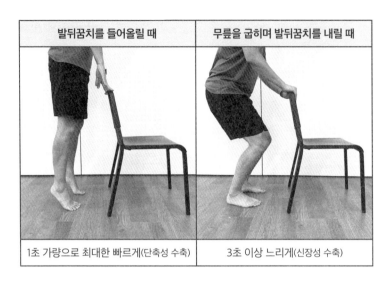

발뒤꿈치를 들어올릴 때	무릎을 굽히며 발뒤꿈치를 내릴 때
1초 가량으로 최대한 빠르게(단축성 수축)	3초 이상 느리게(신장성 수축)

[그림 6-10] 발뒤꿈치 들기 운동 동작

이는 것을 추천한다([그림 6-10] 참조). 빠른 속도로 근육을 수축하여 종아리 근육의 근섬유가 지근화되는 것을 최대한 예방하자.

이렇게 종아리 근육 운동을 할 때는 몇 가지 주의사항이 있다. 첫째, 무릎과 고관절을 굽히고 펴면서 하지의 여러 관절을 동시에 사용하여 종아리 근육 운동을 하는 것을 추천한다. 둘째, 발뒤꿈치를 들어올린다는 생각보다는 발바닥, 특히 발가락을 지면으로 강하게 누른다는 생각으로 운동하기를 추천한다. 세 번째, 종아리 근육은 상대적으로 길이가 긴 아킬레스건을 통해서 기능하기 때문에 아킬레스건의 탄성 에너지를 사용하기 위해서 줄넘기 등 가볍게 제자리에서 뛰는 동작을 가능한 만큼 하는 것이 좋다. 제자리 뜀뛰기인

줄넘기는 족저근막과 종아리 근육 기능을 향상시키는 좋은 운동 중 하나이다.

발뒤꿈치 들기 운동의 효과

일석이조, 일거양득 듣기만 해도 기분이 좋아지는 사자성어이다. 한 가지 일로 두 개 이상의 효과를 본다면 누구나 좋아할 것이다. 마찬가지로 1개 근육을 위한 운동을 통해 2개 이상의 근육 기능을 높일 수 있다면 감사한 일이다. '건강한 발을 위해서 단 한 가지 운동만 해야 한다면 가장 좋은 발 운동은 무엇인가?'라고 묻는다면 한 치의 고민도 없이 발뒤꿈치 들기 운동이라고 강조하고 싶다([그림 6-11] 참조).

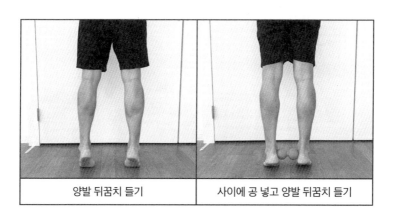

| 양발 뒤꿈치 들기 | 사이에 공 넣고 양발 뒤꿈치 들기 |

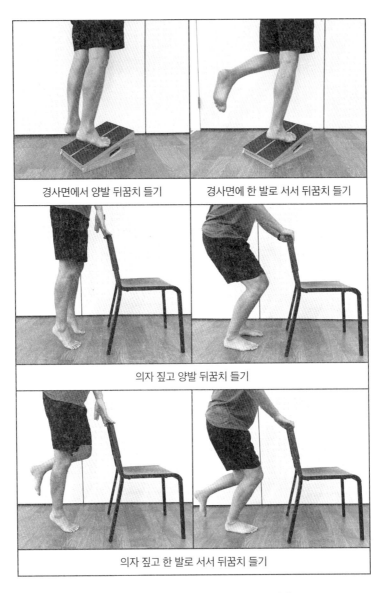

경사면에서 양발 뒤꿈치 들기　　　경사면에 한 발로 서서 뒤꿈치 들기

의자 짚고 양발 뒤꿈치 들기

의자 짚고 한 발로 서서 뒤꿈치 들기

[그림 6-11] 발뒤꿈치 들기 운동의 자세 변형

미국 캘리포니아 남가주대학교University of Southern California 물리 치료학과의 코넬리아 쿨리그Kornelia Kulig 박사는 2004년에 흥미로운 연구를 진행하였다. 이 연구는 발 외재근의 핵심 근육 5개인 후경골근, 전경골근, 가자미근, 내측 비복근, 장비골근의 근육 활성화 변화를 비교하는 연구였다. 모든 연구 대상자는 세 가지 운동을 1주일 간격으로 실시하고 1세트에 30번씩 3세트를 진행하였다. 각 운동 전후의 근육 활성화 비교를 위해서 1.5-T MRI를 활용하여 횡축 이완 시간T2 relaxation time 이미지를 통해 근육의 신호 강도SI, signal intensity를 분석하였다([그림 6-12] 참조).

첫 번째 운동은 발바닥을 지면에 붙인 상태에서 밴드 저항을 이겨 내는 발 내전foot adduction 운동이다. 이 운동은 발 내측 종아치를 받쳐 주는 후경골근을 강화하는 운동으로 평발 및 무지외반증 환자에게 필수 운동이다. 두 번째 운동은 발뒤꿈치 들기calf raise 운동으로 종아리 근육을 강화함과 동시에 발 내재근과 측면의 발 아치 근육을 강화하는 운동이다. 세 번째 운동은 발을 공중에 들어올려서 밴드 저항을 이겨 내는 발 회외foot supination 운동이며, 발목 저측굴곡과 발 내전 기능을 담당하는 후경골근 강화를 목표로 한다.

연구 결과는 다음과 같다. 첫 번째 발 내전 운동은 후경골근을 약 50% 활성화시켰지만, 나머지 4개 근육의 변화는 관찰되지 않았다. 세 번째 발 회외 운동 또한 후경골근을 약 22% 활성화시켰지만 나머지 4개 근육의 큰 변화는 관찰되지 않았다. 두 번째 발뒤꿈치 들기 운동은 예상했던 바와 같이 내측 비복근을 100% 활성화시켰고 가자미근을 40% 활성화시켰다. 하지만 흥미롭게도 종아리

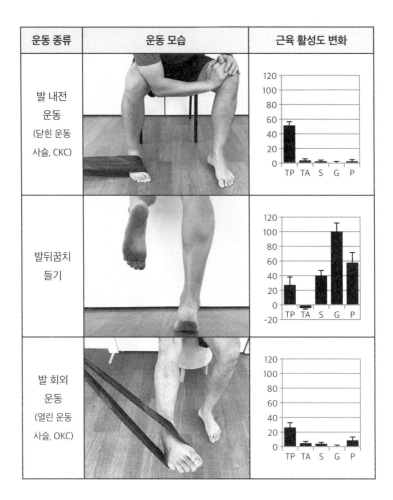

운동 종류	운동 모습	근육 활성도 변화
발 내전 운동 (닫힌 운동 사슬, CKC)		
발뒤꿈치 들기		
발 회외 운동 (열린 운동 사슬, OKC)		

TP, Tibialis Posterior: 후경골근
TA, Tibialis Anterior: 전경골근
S, Soleus: 가자미근
G, Medial Gastrocnemius: 내측 비복근
P, Peroneus Longus: 장비골근

[그림 6-12] 운동에 따른 근육 활성도 변화

근육만 강화하는 것으로 알려져 있던 발뒤꿈치 들기 운동이 측면의 장비골근을 60% 활성화시켰고, 내측 발아치를 받쳐 주는 후경골근을 약 24% 활성화시켰다. 이러한 연구 결과는 발뒤꿈치 들기 운동이 무려 '일석사조'의 운동 효과가 있다는 것을 의미한다. 종아리 근육 강화는 물론, 발 내측 아치와 외측 아치를 담당하는 후경골근과 장비골근까지 강화하는 운동인 것이다. 따라서, 건강한 발을 위해 단 한 가지 운동만 해야 한다면 발뒤꿈치 들기 운동을 강력히 추천한다.

종아리 근육(비복근과 가자미근)의 운동 원리

- 종아리 근육은 발에서 가장 중요한 근육이며, 힘을 흡수하고 발산하는 기능을 한다.
- 종아리 근육은 발뒤꿈치를 들어올리고 내리는 움직임의 핵심 기능을 담당한다.
- 종아리 근육은 족저근막과 엄지발가락을 통해 발 아치에 중요한 기능을 한다.
- 발뒤꿈치를 들어올리고 내리는 움직임은 풋코어 발 내재근을 활성화한다.
- 발뒤꿈치 들기 운동은 발의 안정화 기능을 높일 수 있다.
- 발뒤꿈치 들기 운동에서 공을 양발 사이에 끼워 넣으면 발 안정성 증가에 효과적이다.

- 종아리 근육인 가자미근은 속근 20%와 지근 80%로 이루어져 자세 조절 및 유지 기능을 담당한다.
- 종아리 근육인 가자미근 기능을 높이기 위해서는 뒤꿈치를 들고 오래 버티는 운동이 효과적이다.
- 종아리 근육인 비복근은 속근 40%와 지근 60%로 이루어져 움직임 기능을 담당한다.
- 종아리 근육인 비복근 기능을 높이기 위해서는 제자리 뛰기와 같은 탄성 운동이 효과적이다.

종아리 근육 운동이 필요한 경우

- 무지외반증, 족저근막염, 아킬레스 건병증, 발목 인대 염좌 질환이 있는 경우
- 빠르게 걷고 싶은데 마음대로 되지 않는 경우
- 풋코어 발 내재근과 외재근 모두를 자극하고 싶은 경우
- 건강한 발을 위해 단 하나의 운동만 하고 싶은 경우
- 발 아치가 무너져 내려 평발인 경우
- 자세 흔들림이 심하여 균형을 잡기가 힘든 경우

발 내측 아치를 강화하는 운동

발 아치 건강을 위해서는 발 내재근과 외재근의 기능이 모두 중요하다. 발 내재근은 발가락과 발바닥 내에 위치한 근육들이다. 반대로 발 외재근은 발과 발목, 종아리로 길게 연결되는 근육들이다. 발 아치의 무너짐, 즉 평발 문제를 개선하기 위한 운동에서는 발 외재근보다 내재근의 기능을 더 중요하게 바라보는 시각이 있다. 풋코어 강화 목적의 대표적인 쇼트 풋 운동이 있고, 발가락 벌림, 모음, 굽힘, 들어올림 등의 운동들도 소개된다. 하지만 먼저 발의 기능학적 관점에서 생각해 봐야 하는 중요한 포인트가 있다. 발 아치의 주요 기능은 정확히 무엇일까?

발 아치는 무너지지 않고 계속해서 아치 형태를 유지하고 있어야 한다고 생각할 수 있다. 발 아치가 항상 아치 모습을 유지하고 있는 것은 해부학적 뼈 정렬의 관점에서만 보면 그렇다. 하지만, 발 아치의 기능적 관점에서 보자면, 기능적인 발 아치는 위, 아래, 안쪽, 바깥쪽, 내회전, 외회전의 총 6개 방향으로 잘 움직일 수 있어야 한다. 외부의 스트레스와 부하에 맞게 유연하게 반응하는 것이다.

예를 들어 설명하자면 이상적인 발 아치는 단단한 고무 밴드와 같이 기능한다. 발에 아치가 있다는 것은 발바닥이 지면에 전부 닿

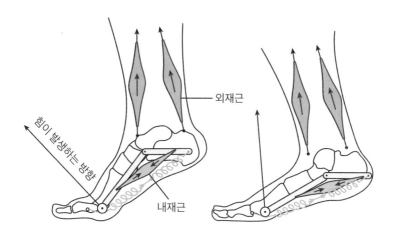

[그림 6-13] 발 아치 기능의 핵심 풋코어: 발 내재근과 외재근의 정상 발 아치
기능(좌)과 평발 등 비정상 발 아치 기능(우)

지 않고, 스트레스 부하에 따라서 지면에 닿는 면적이 더 커질 수
도 혹은 더 작아질 수도 있다는 것이다. 또한, 발 아치 높이가 낮아
지면서 마치 고무 밴드를 늘리는 것처럼 탄성적으로 늘어났다가,
다시 짧아지면서 아치의 높이가 높아질 수도 있다. 이처럼 발 아치
가 탄성 있는 고무 밴드처럼 늘어나고 짧아지는 기능을 하는 데 있
어서 중요한 발의 움직임은 뒤꿈치를 바닥에서 들어올리는 것이다.
인간은 걸을 때 걸음마다 뒤꿈치를 들어올리게 된다. 만약 뒤꿈치
가 충분히 들어올려지지 않으면 앞으로 나아가는 보행 속도가 느려
질 수밖에 없다([그림 6-13] 참조).

　뒤꿈치를 바닥에서 들어올리는 데는 종아리 근육인 비복근과

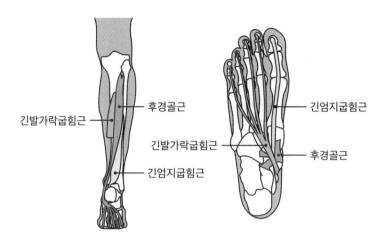

[그림 6-14] 발 내측 종아치^{medial longitudinal arch} 기능의 핵심 근육 3개:
후경골근, 긴발가락굽힘근, 긴엄지굽힘근

가자미근이 가장 중요한 역할을 한다. 하지만, 종아리 근육만큼이나 발 아치 기능에 지대한 영향을 주는 숨겨진 근육이 바로 톰, 디키, 해리라는 삼 형제 근육이다. 톰, 디키, 해리는 의학 계열에서 발 아치 기능을 배울 때, 근육의 이름을 좀 더 외우기 쉽게 하기 위해서 각 근육에 붙인 별명이다. 이 세 근육은 발 내측 아치에 중요한 기능을 한다.

　세 근육의 실제 이름은 각각 다음과 같다. 톰은 후경골근^{tibialis posterior}, 디키는 긴발가락굽힘근^{flexor digitorum longus}, 해리는 긴엄지굽힘근^{flexor hallucis longus}이다. 이 세 개 근육은 종아리뼈에서 시작해 발목 안쪽 복숭아뼈 뒤를 지나 발 내측 아치에서 기능한다([그림 6-14] 참조).

발 내측의 아치 무너짐은 발 질환이 있는 사람에게서 흔하게 볼 수 있으며, 과체중 혹은 비만일 때도 나타날 수 있고, 노화로 인해 발 기능이 감소된 경우에도 관찰된다. 세 근육 중 특히 내측 발 아치에 큰 영향을 준다고 알려진 것은 톰, 즉 후경골근이다. 사실, '나무만 보지 말고 숲을 보라'라는 옛말처럼 발 아치라는 특정 관절에서 특정 1개 근육의 기능만을 언급하는 것은 전체를 보지 못하고 부분만 보는 오류에 빠질 위험이 있다. 발 아치의 기능이란 한두 개의 특정 근육에 의해서 유지되는 것이 아니다. 다만 그럼에도 불구하고 발 아치에서 후경골근을 강조하여 설명하는 이유는 발 내측 아치에서 후경골근보다 더 중요한 기능을 할 수 있는 근육이 없기 때문이다. 많은 연구에서 내측 발 아치의 무너짐 혹은 평발이라고 일컫는 질환의 원인으로 후경골근이 정상적인 기능을 하지 못하는 것을 꼽는다.

후경골근은 종아리 뒤쪽 뼈에 붙어서 안쪽 복숭아뼈 뒤로 돌아 들어가 발 아치 기능을 판단하는 주상골navicular bone에 연결된다. 만약 발 아치가 무너진 평발이라면 후경골근이 붙어 있는 주상골이 정상적인 뼈 정렬을 유지하지 못하고 있을 확률이 높고, 주상골을 기준으로 발 뒤쪽과 위쪽의 거골talus bone과 앞쪽 쐐기뼈들cuneiform bone의 위치가 비정상적으로 회전되어 있을 확률이 높다. 후경골근이 연결되어 있는 주상골은 발 내측 아치의 가장 높은 부분에 있는 뼈이기 때문에 이 뼈가 아래로 내려오게 되면 아치 전체가 다 무너질 수 있다([그림 6-15] 참조).

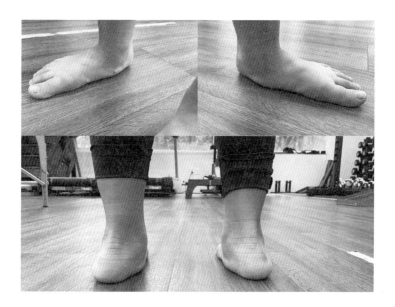

[그림 6-15] 내측 아치가 무너진 발의 모습

　　정상적인 내측 발 아치는 두 발로 서 있을 때, 지면과 완전히 닿지 않고, 아치교의 형태처럼 바닥과 일정한 공간을 두고 떠 있어야 한다. 원래 후경골근은 탄성이 좋은 스판덱스처럼 잘 늘어났다가 원래의 형태로 잘 돌아와야 하지만 내측의 발 아치가 평발화가 된 사람은 후경골근이 최대한 늘어져 있는 상태, 쉽게 이야기해서 너무 오랫동안 입고 세탁을 해서 다 늘어나 버린 바지나 티와 같다고 생각하면 된다. 그렇다면, 발 내측 아치 기능에 핵심적인 역할을 하는 톰, 디키, 해리 근육의 기능을 다시 되살릴 수 있는지가 궁금할 것이다. 지금부터 소개할 운동을 통해 발 내측 아치의 근육들, 특히 핵심 근육인 후경골근을 되살릴 방법을 알아보자.

내측 종아치 강화 운동의 핵심

발 내측 종아치가 무너진 평발을 위한 운동에는 3가지가 필수적이다. 첫째, 발 아치 붕괴로 인해서 압박되고 정렬이 틀어진 발 피부 감각 신경들에 새로운 자극을 줄 필요가 있다. 정상적인 발 아치는 발바닥에 가해지는 체중 부하를 골고루 분산시킨다. 하지만, 무너진 평발로 오랜 시간 생활한 사람의 경우 발바닥의 어떤 부위는 계속해서 압박되고, 어떤 부위는 상대적으로 체중 부하가 덜 가해지게 된다. 따라서, 맨발로 발바닥 피부 감각 신경을 되살리는 운동을 진행해야 한다.

둘째, 내측 발 아치의 기능을 되살리기 위해서는 역동적인 움직임에서 안정성을 제공하는 근육들의 기능이 반드시 개선되어야 한다. 무너진 발 내측 종아치에 가장 큰 기여를 하는 근육은 톰, 디키, 해리 근육 삼 형제이며, 특히 후경골근이 매우 중요하다. 따라서, 발가락 5개의 굽힘 근력 운동과 후경골근 기능을 높이는 운동이 필수적이다.

셋째, 발 내측 종아치 무너짐의 근본적인 해결책은 무너진 아치를 다시 되살리는 것이다. 구조적인 정렬의 문제인 발 아치 붕괴를 근본적으로 회복하는 것은 결국 발 아치 기능을 담당하는 근육의 기능을 높이는 것이다. 하지만, 초반에는 무너진 아치와 그것을 받치고 있는 발 근육들의 기능이 단기간에 회복되지 못한다. 이미 발 아치의 기능을 상실한 사람들은 발 안쪽을 지나가는 톰, 디키, 해리 근육의 기능들도 감소되었다고 판단할 수 있으므로, 발 구조

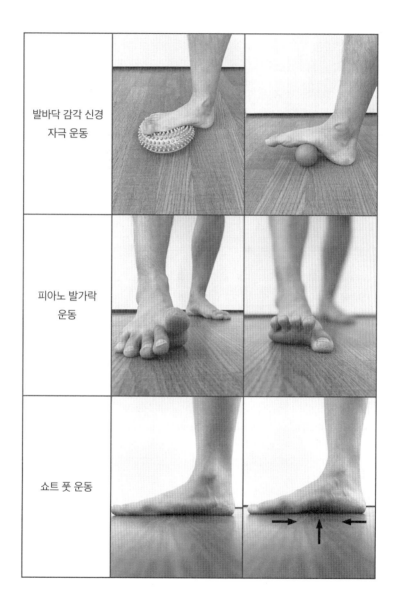

발바닥 감각 신경 자극 운동		
피아노 발가락 운동		
쇼트 풋 운동		

엄지발가락굽힘근 운동	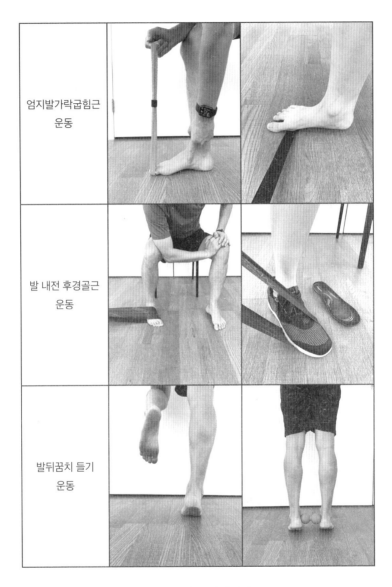	
발 내전 후경골근 운동		
발뒤꿈치 들기 운동		

[그림 6-16] 내측 종아치 강화 운동

를 인위적으로 정상화할 수 있도록 인솔과 같은 교정용 소도구들을 사용하여 발 아치를 만든 후에 내측 발 아치 기능을 유지하는 근육들을 강화해야 한다.

　정상적인 발은 지면에 닿을 때 발 아치는 아래로 내려가고 후경골근은 신장성으로 늘어나면서 힘 에너지를 흡수하고 저장한다. 즉, 발 아치가 있는 상태에서 체중 부하를 받아 아치가 내려갈 때 후경골근이 늘어나는 신장성 수축은 발 내측 아치를 유지하는 데 꼭 필요한 핵심 기능이다. 이미 발 아치의 정렬이 무너진 상태에서 지면을 디디면 후경골근이 이미 다 늘어나 있는 상태이기 때문에 힘 에너지를 흡수하는 기능을 할 수 없게 된다.

　2009년 근활성도 & 운동학 저널Journal of Electromyography and Kinesiology에 실린 호주 라트로브대학교 조지 멀리George Murley 교수의 연구에 의하면 정상적 발 아치를 가진 사람이 맨발로 걸었을 때 후경골근이 가장 활성화되는 구간은 디딤기와 흔들기를 모두 포함한 보행 주기 7단계 중 발바닥 전체가 지면에 닿는 초기 반응기와, 한 발로 서 있는 중기 디딤기 구간이었다. 초기 반응기는 지면 반력이 가해지는 보행 주기의 첫 번째 구간이고, 중기 디딤기는 한 발로 체중을 지지해야 하는 구간이다([그림 6-17] 참조).

　초기 반응기와 중기 디딤기는 후경골근과 족저근막의 길이가 늘어나면서 지면 반력 에너지를 흡수하고 저장하는 신장성 수축 구간이다. 이렇게 흡수한 힘 에너지는 후기 디딤기에 후경골근, 족저근막, 종아리 근육의 단축성 근육 수축으로 전방 추진력을 발생시

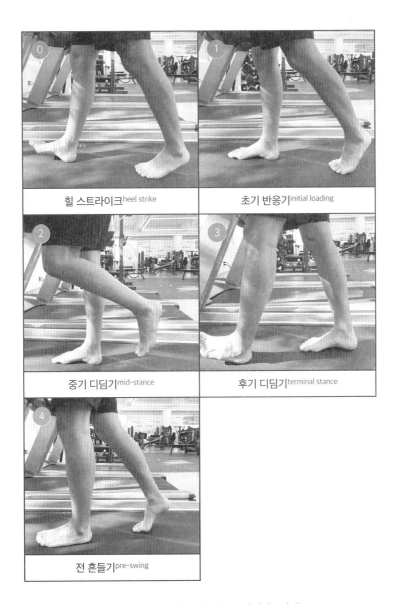

힐 스트라이크heel strike	초기 반응기initial loading
중기 디딤기mid-stance	후기 디딤기terminal stance
전 흔들기pre-swing	

[그림 6-17] 힐 스트라이크와 보행 주기 중 디딤기 4단계(오른발 기준)

킨다. 단축성 수축 구간에서 근육의 힘 발산은 발 내측 아치를 높이는 결과를 만들어 낸다. 하지만, 앞서 언급한 근육과 족저근막의 기능을 상실한 사람은 초기 반응기와 중기 디딤기에 발 아치가 낮아지면서 길이가 늘어나기만 하고 다시 짧아지는 원래의 형태로 돌아오지 못한다. 따라서, 발 아치 구조가 비정상인 사람은 후경골근 기능 향상을 위한 운동을 할 때 발 아치를 정상화하는 데 도움이 되는 인솔과 신발을 착용해야 한다.

평발의 운동에 인솔이 필요한 이유

후경골근의 기능이 상실되어 발 내측 종아치가 무너진 사람을 위해 다양한 운동들이 연구되었다. 그중에서도 후경골근 기능 향상을 목적으로 진행된 가장 흥미로운 연구는 미국 캘리포니아 남가주 대학교 물리치료학과 코넬리아 쿨리그 박사가 진행한 연구이다. 일반적으로 지금까지의 발 운동 효과 연구에서는 발 피부 감각 신경과 풋코어 발 내재근의 기능을 높이는 발가락 운동이 주를 이루었다. 발로 구슬 줍기, 타월 당기기, 밴드 당기기와 같은 대부분의 발 운동은 위 두 가지 목적에 도달하기 위해 맨발로 수행되었다. 하지만, 코넬리아 쿨리그 박사는 맨발과 신발 및 인솔을 착용한 상태의 운동 효과를 서로 비교하는 연구를 진행하였다.

연구에 활용된 것은 발 내전이라고 불리는 운동으로, 발바닥으로 지면을 누르며 발을 안쪽으로 회전시켜 모음으로써 내측 종아치

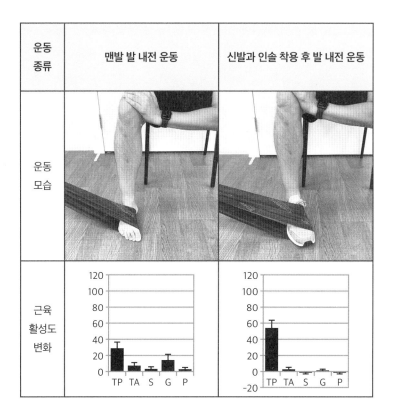

운동 종류	맨발 발 내전 운동	신발과 인솔 착용 후 발 내전 운동
운동 모습		
근육 활성도 변화		

TP, Tibialis Posterior: 후경골근
TA, Tibialis Anterior: 전경골근
S, Soleus: 가자미근
G, Medial Gastrocnemius: 내측 비복근
P, Peroneus Longus: 장비골근

[그림 6-18] 맨발과 신발 및 인솔 착용에 따른 근육 활성도 변화

가 위로 올라가는 데 핵심적인 기능을 하는 후경골근을 타깃한 운동이다. 후경골근이 수축하는 힘을 높이기 위해서 탄성 밴드를 발

에 걸고 운동을 실시한다. 운동 효과를 평가하기 위해서는 발 아치 기능에 중요한 역할을 하는 후경골근, 전경골근, 가자미근, 비복근, 장비골근의 5가지 근육 활성도를 비교하였다. 운동은 30회 3세트, 총 90번 수행되었고 운동 전, 후에 MRI T2 영상MRI T2 weighted image 을 통해서 신호 강도SI 분석법으로 근육 활성도를 수치화하였다([그림 6-18] 참조).

본 연구 결과의 핵심은 평발인 사람이 맨발로 발 내전 운동을 했을 때는 후경골근이 30% 활성화가 되었지만, 발 아치를 교정하고 신발을 신은 상태에서 동일한 운동을 했을 때는 약 55% 활성화가 되었다는 점이다. 즉, 발 아치가 무너진 평발은 맨발보다 인솔과 신발을 착용한 상태에서 운동을 하는 것이 약 2배 가까이 높은 운동 효과가 난다는 의미이다. 평발인 사람에게는 발의 감각 신경을 더 자극할 수 있는 맨발 운동이 더 효과적일 것이라는 막연한 믿음과는 상반되는 결과이다.

이 연구는 후경골근 활성도의 단기적 변화를 비교한 것이지만, 그 속에는 중요한 생체역학적 운동 원리가 숨어 있다. 후경골근은 길이가 짧아져 있는 상태에서 발에 충격이 가해졌을 때 근육과 건의 길이가 늘어나며 충격을 흡수한다. 하지만 평발처럼 발의 내측 종아치가 무너진 상태라면 발의 작은 뼈들이 구조적인 회전 변형을 이루며, 후경골근의 건 또한 목이 쭉 늘어난 티셔츠처럼 최대로 늘어져 있다. 이 상태에서는 후경골근이 더 늘어날 수 없어 발에 가해지는 충격을 흡수하지 못하게 된다. 이때 발 내측 아치가 정상으로

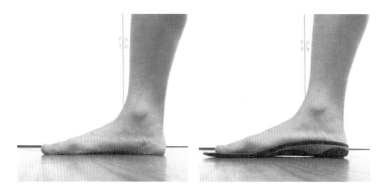

[그림 6-19] 인솔 사용을 통한 발 아치의 정상화

되돌아가기 위해서는 후경골근의 근육과 건이 발 내측 아치에 연결되어 제 기능을 해야 한다. 따라서 신발 속의 인솔로 무너져 버린 내측 발 종아치를 받쳐서 정상적인 위치로 되돌려 놓는 것이 중요한 것이다([그림 6-19] 참조).

　위 연구 결과에서 볼 수 있듯 인솔과 신발을 통해 발 아치를 정상적으로 교정해 놓은 후에 후경골근 운동을 하는 것이 2배 더 큰 효과가 있다. 맨발로 하는 운동이 효과가 없는 것은 아니지만, 후경골근 기능이 이미 상실된 평발이거나 무지외반증을 앓고 있는 경우, 발 내측 종아치를 받쳐 주는 인솔과 신발을 착용한 상태에서 후경골근 운동을 하는 것이 더 효율적이다.

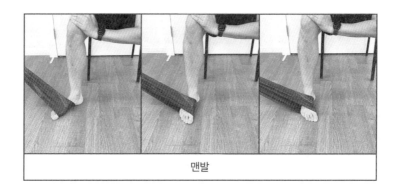

맨발

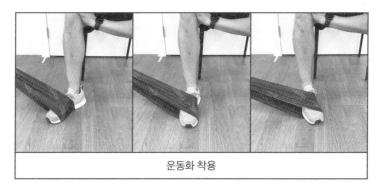

운동화 착용

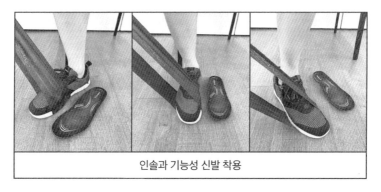

인솔과 기능성 신발 착용

[그림 6-20] 내전 후경골근 운동^{foot adduction - tibialis posterior}

후경골근의 운동 원리

- 후경골근은 발 내측 종아치를 유지하는 가장 중요한 근육이다.

- 후경골근은 발바닥이 지면에 닿아서 체중의 부하를 받는 상태에서 발 내측 종아치의 높이를 조절해 주는 기능을 한다.

- 발이 지면에 닿아 있는 동안 후경골근과 건의 길이가 늘어나면서 장력을 유지하는 신장성 수축을 하게 된다.

- 체중의 부하가 높을수록 후경골근의 장력은 높아지며 내측 종아치 높이가 낮아질 때 충격 힘 에너지를 흡수한다.

- 발뒤꿈치가 지면에서 떨어지면서 후경골근은 길이가 짧아지는 단축성 수축을 통해 흡수된 힘 에너지를 발산하고, 발바닥으로 지면을 밀면서 전방으로 추진하는 힘을 생성한다.

- 후경골근은 열린 운동 사슬에서 발목의 저측굴곡^{plantarflexion}과 내번^{inversion}을 담당한다.

- 하지만, 후경골근은 발바닥이 지면에 닿아 있는 닫힌 운동 사슬 상황에서 발 내측 종아치를 유지하는 기능을 하기 때문에 가능하면 발바닥이 지면을 딛고 있는 상태에서 운동을 하는 것이 효과적이다.

- 후경골근의 기능이 감소된 경우, 내측 발 아치의 기능이 비정상일 확률이 매우 높다.

- 후경골근을 타깃으로 하는 운동을 할 때는 내측 발 아치가 구조적으로 개선된 상태로 진행하는 것이 더 효과적이다.

- 후경골근 강화를 위해서는 먼저 발바닥을 지면에 대고 손으로 무릎을 눌러서 발바닥에 지면 반력을 느낀 후 운동하는 것을 추천한다.

- 평발을 가진 사람의 경우 후경골근 운동을 최대한 많이 하는 것이 좋다.
- 심한 평발이라면 맨발보다 내측 종아치를 받쳐 주는 인솔이 들어간 운동화를 신고 후경골근 운동을 하는 것이 더 효과적이다.
- 후경골근 특화 운동 시에 발을 안팎으로 돌리며 지면으로 누르는 동작이 원활하지 못한 경우, 경골을 앞뒤 방향으로 움직이며 운동하는 것 또한 매우 기능적으로 좋은 운동이다.

후경골근 운동이 필요한 경우

- 발 내측 종아치가 무너진 경우
- 발뒤꿈치가 바깥쪽으로 휘어져 있는 경우
- 발가락이 바깥쪽 방향으로 틀어진 경우
- 무지외반증과 같이 엄지발가락 정렬이 휘어진 경우
- 평발로 인해서 발이 아프고, 경직되고, 피로감이 높은 경우

발 외측 안정성을 강화하는 운동

　발은 정강이 앞과 뒤에 상대적으로 큰 근육이 위치해 있고, 발목의 굽힘과 폄 기능을 하는 경골과 거골의 모양 때문에 발의 앞뒤 혹은 발가락의 위아래 방향의 불안정성은 잘 나타나지 않는다. 또, 발의 안쪽(내측)은 강한 인대와 뼈의 구조적인 모양으로 쉽게 다치는 부분이 아니다. 반면 발의 바깥쪽(외측)은 움직임이 크고, 불안정

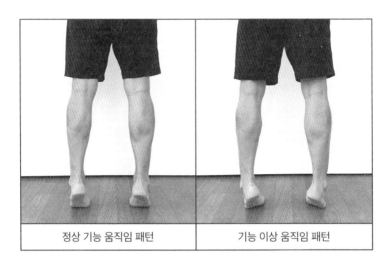

정상 기능 움직임 패턴	기능 이상 움직임 패턴

[그림 6-21] 장비골근과 단비골근의 정상 작용(좌)과 기능 약화(우)

해질 수 있는 요소를 가지고 있다. 따라서 발목 불안정성에서 가장 많이 연구되는 근육이 장비골근과 단비골근이다. [그림 6-21]와 같이 장비골근과 단비골근의 기능이 약화될 경우 발목의 불안정성이 커질 수 있다.

　장비골근과 단비골근은 근육 크기나 위치, 근육의 모양과 기능을 고려했을 때 종아리 근육처럼 움직임에서 폭발적인 힘을 흡수하고 발산하는 근육이 아님은 확실하다. 일반적으로 신체의 옆면 frontal plane에 위치한 근육들은 자세를 조절하거나, 관절이 정상적인 위치에서 기능할 수 있게 돕는 협력근synergist 역할을 담당한다. 자세 조절과 관절의 움직임을 원활하게 만들어 주는 대표적인 조력자 근육으로는 발의 장비골근과 단비골근, 골반의 중둔근, 소둔근, 몸통의 요방형근과 내·외복사근이 있다. 장비골근과 단비골근은 엄청난 근력으로 관절의 움직임을 조절하는 기능보다는 발과 발목의 위치와 움직임에 따라서 빠르게 근신경계를 조절하고 반응하는 것이 주요한 역할이다.
　정상적인 장비골근과 단비골근은 서고, 걷고, 뛸 때 지면의 모양에 따라 빠른 근육 반응 속도로 불안정한 발을 안정적으로 유지시켜 준다. 근육의 크기는 작지만 길이가 길게 늘어진 형태로 건의 길이가 다른 근육에 비해 길어서 발의 움직임에 따라 빠르게 반응한다. 그러나 발목 바깥쪽 측면의 전거비인대 혹은 종비인대가 파열되는 부상을 당하게 되면 장비골근과 단비골근의 기능이 떨어지면서 발목 불안정성이 생긴다. 기능 감소의 대표적인 특징은 장비

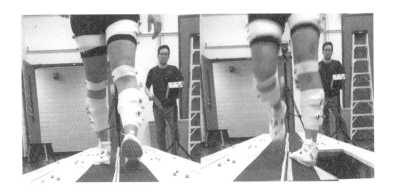

[그림 6-22] 2018년 손성준 교수의 보행 중 근육 반응 속도 연구
(미국 BYU 생체역학 연구실)

골근과 단비골근의 근육 반응 속도^{muscle reaction time}가 느려지는 것이다.

장비골근과 단비골근의 근육 반응 속도는 운동 반응^{motor response}이라고 칭하며, 근육의 전기적 신호를 감지하는 근전도 장비를 통해 평가한다. 보통 건강한 사람의 경우 30도 경사진 면에 노출시키면 약 0.08초(80ms)만에 근육 반응이 일어나지만 발목 인대를 다친 사람은 이보다 늦은 약 0.1~0.12초(100~120ms)에 반응한다. 필자가 보행 중 발목이 30도로 경사진 실험 상황에서 하지의 다양한 근육 반응 속도를 분석해 본 결과, 발목 인대를 다친 사람은 하지 대부분 근육의 반응 속도가 건강한 사람보다 약 0.02~0.05초(20~50ms) 느린 것으로 밝혀졌다([그림 6-22] 참조).

대부분의 근골격계 질환은 인대 손상 후 손상된 관절 주변 근육들의 근력이 감소하는 특징을 갖는다. 하지만, 발목 인대 부상 후 만성 발목 불안정성이 생기는 경우 모든 사람이 근력 감소를 보이는 것은 아니다. 여러 연구를 종합해 보면 약 60%의 연구는 근력 감소를 보고하지만, 40%가량의 연구에서는 근력 감소가 관찰되지 않았다.

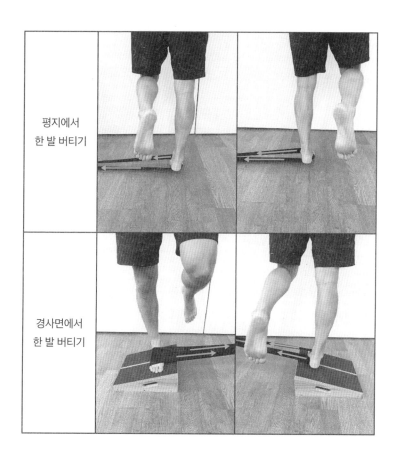

평지에서
한 발 버티기

경사면에서
한 발 버티기

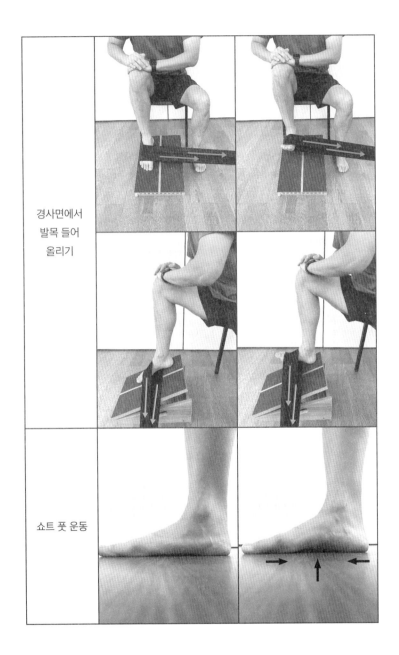

| 경사면에서 발목 들어 올리기 | |
| 쇼트 풋 운동 | |

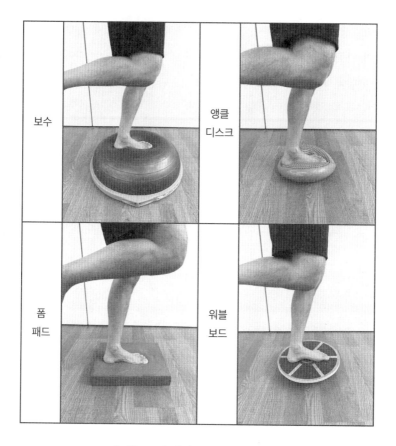

[그림 6-23] 장비골근, 단비골근 운동

또한 발의 움직임에 따라 빠르게 반응하며 측면 발목과 발의 안정성을 제공하는 장비골근과 단비골근의 기능과 역할을 고려한 다면 저항성 밴드를 통한 근력 강화 운동 외에 근신경계 반응을 빠르게 만들어 줄 수 있는 운동들이 효과적이다. 대표적으로 흔들림 기반의 섭동perturbation 운동들도 필요하다. 보수BOSU, 폼패드foam pad, 앵클 디스크ankle disk, 워블 보드wobble board와 같이 불안정한 지면 위에서 한 발 혹은 양발로 자세를 유지하며 버티는 운동들 혹은 한 발로 서 있는 상태에서 발, 무릎, 고관절, 몸통, 팔 등을 밀고 당기는 운동들이 있다.

장비골근과 단비골근의 운동 원리

- 장비골근과 단비골근은 종아리 바깥쪽 측면에 붙어서 발목의 외측과 발 아치의 측면에 기여하는 근육이다.
- 장비골근과 단비골근은 저측굴곡plantarflexion과 회외eversion 기능을 담당하고 있다.
- 장비골근과 단비골근은 외측에서 발 아치를 유지하는 핵심 근육이다. 따라서, 발 아치 개선을 위해서는 반드시 장비골근과 단비골근 강화 운동을 해야 한다.
- 장비골근과 단비골근의 기능은 열린 사슬 운동을 기준으로 하고, 실제로 발이 지면에 닿은 상태에서는 근육의 길이가 늘어나는 신장성 수축 후에 단축성 수축을 한다.
- 장비골근과 단비골근을 겨냥한 기존 운동들의 가장 큰 한계는 발목을 특정 각도에 고정해 놓고 운동을 진행해 왔다는 점이다. 하지만, 장비골근과 단비골근은 발목 관절이 0도인 중립 위치에서만 기능하는 게 아니다.
- 따라서, 장비골근과 단비골근을 타깃으로 운동할 때에는 측면에서 저항을 주어 장비골근과 단비골근이 수축하는 상태에서 저측굴곡

부터 배측굴곡까지 발목을 넓은 범위로 움직이며 운동해야 한다.

- 장비골근과 단비골근은 발이 지면에 닿은 상태에서 발 아치 유지와 발목의 안정성을 담당하기 때문에 측면에서 저항을 주고, 발뒤꿈치가 바닥에서 떨어진 상태에서 운동하는 것이 가장 효과적이다.

장비골근과 단비골근 운동이 필요한 경우

- 발목 인대를 한 번이라도 다친 경험이 있는 경우
- 발목이 불안정하다는 느낌을 받는 경우
- 발목이 헐렁하고 빠지는 듯한 느낌을 받는 경우
- 발목 앞, 옆 부분의 통증 혹은 불편함이 있는 경우
- 발 아치가 무너진 평발인 경우
- 30~60분 이상 걸을 때 발이 아프고, 발 주변의 근육에 경직이 일어나는 경우
- 30~60분 이상 달리기를 했을 때 발바닥의 피로감이 높은 경우

풋코어 쇼트 풋 운동

풋코어의 근육계 시스템은 발 내재근과 외재근으로 구성된다. 앞서 소개한 운동 원리가 발 외재근에 집중되어 있었다면, 이번에는 발 내재근에 초점을 맞춘 운동들의 원리와 필요성에 대해서 소개한다. 발 내재근은 각 발의 26개 뼈에 연결되어 있으며 특히나 발 아치를 유지하는 기능과 발가락 움직임을 담당하는 역할을 한다. 총 4개 층으로 이루어진 11개의 발 내재근은 대부분 발가락의 움직임을 위해 기능한다. 따라서, 발가락의 움직임을 중심으로 한 운동을 통해 발 내재근을 강화하고 기능을 개선할 수 있다.

풋코어 근육계 시스템 중 발 내재근의 두 가지 핵심 기능은 발 아치 유지와 발가락 움직임이다. 우선 발 아치 유지에 대해서 알아보자. 발 아치는 발 내재근 외에도 족저근막과 26개의 뼈를 연결해 주는 수많은 인대들의 영향을 받는다. 하지만, 족저근막과 인대들은 근육과 건처럼 능동적으로 조절할 수 있는 연부 조직들이 아니다. 즉, 어떤 운동을 한다고 해서 인대나 족저근막을 강하게 만들 수 있다는 과학적인 근거는 약하다는 것이다. 하지만, 발 내재근은 노력과 시간 투자에 따라서 그 기능을 높일 수 있다는 과학적인 근거가 많다. 그렇다면, 발 내재근의 발 아치 유지 기능 강화에 필요

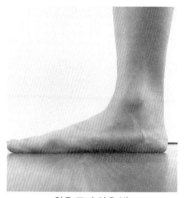
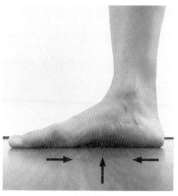

힘을 주지 않은 발
(relaxed foot)

쇼트 풋
(short foot)

[그림 6-24] 쇼트 풋 운동

한 운동들로는 어떤 것이 있을까? 오목발처럼 발 아치가 과도하게 높아진 경우를 제외하면, 대체로 건강하지 않은 발이란 발 아치 높이를 상실하는 것이다. 따라서, 발 내재근을 통해 발 아치의 높이를 높일 필요가 있다.

가장 대표적으로 발 아치를 높이는 발 내재근 운동은 쇼트 풋 운동이다. 이 운동은 발 내측 종아치가 낮아진 상태에서 발가락 관절과 발뒤꿈치뼈의 거리를 최대한 짧게 만드는 운동이다. 이 운동에서 가장 중요한 것은 발 아치를 만들기 위해서 발가락 관절이 지면에서 떨어지고 발가락이 굽어지는 형태가 되면 안 된다는 점이다. 따라서 쇼트 풋 운동을 효과적으로 하기 위해서는 발바닥이 지면에 접지될 수 있게 무릎을 살짝 바닥 쪽으로 눌러 준 후에 운동하면 좋다. 또한, 발 아치를 최대로 먼저 만든 다음 손으로 무릎을 누르고 역으로 발 아치를 유지한 채 버티는 운동도 진행할 수 있다. 만약 발 아치 높이를 만드는 게 불가능한 사람은 발 내측 아치에 인솔과 같은 발 보조기를 대고 발바닥에 힘을 준 상태로 버티는 것도 추천한다.

쇼트 풋 운동이 필요한 경우

- 발 내측 종아치가 무너진 경우
- 무지외반증처럼 엄지발가락이 한쪽으로 휘어진 경우
- 발의 움직임이 과하게 유연한 경우
- 발바닥 피부가 지면에 많이 닿았다는 느낌을 받는 경우
- 발가락으로 지면을 누르는 힘이 잘 느껴지지 않는 경우
- 발이 안쪽 혹은 바깥쪽으로 회전된 경우
- 발의 경직, 피로감, 통증이 있는 경우

풋코어 발가락 운동

건강한 발을 위해서는 발가락 운동이 필수이다. 발가락의 가장 중요한 기능과 역할은 무엇일까? 발 전체의 기능을 100%로 봤을 때 발가락의 기여도가 70% 이상은 되리라 추측한다. 물론 발바닥의 피부 감각 신경들이 대뇌로 전달해 주는 다양한 감각 정보도 중요하지만, 발이 기능하는 데 있어서는 지면과의 접지력을 높이는 발가락의 힘이 반드시 필요하다. 발이 불안정해지면 그 위로 연결된 무릎, 고관절, 골반, 척추, 몸통, 머리 등 전신이 불안정해진다. 즉, 지면의 접지력을 최대로 높여 발을 지면에 안정적이고 단단하게 고정하는 것이 발가락의 가장 중요한 역할이다.

발가락 운동에서는 어떤 점이 중요할까? 우선 운동에 앞서 발가락의 기능적 움직임을 이해해야 한다. 발가락은 총 4개의 방향으로 움직이며 기능한다. 벌리고, 모으고, 들어올리고, 굽혀 내리는 이 네 가지 움직임 중 발을 지면에 안정적으로 접지하여 고정시키려면 발가락을 최대한 강하게 누르며 굽히는 기능이 매우 중요하다. 그러기 위해서는 역설적이게도 발가락을 모으는 것보다 발가락 사이의 공간을 확보한 상태에서 바닥으로 누르는 것이 조금 더 강한 힘을 낼 수 있다.

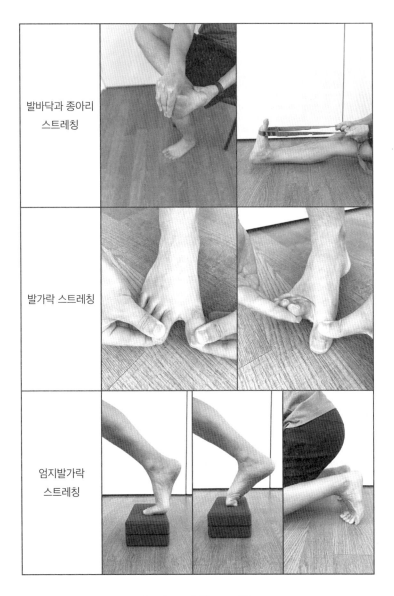

발바닥과 종아리 스트레칭		
발가락 스트레칭		
엄지발가락 스트레칭		

[그림 6-25] 발 스트레칭

발가락 운동은 ① 스트레칭 ② 능동적으로 움직이기 ③ 근력 향상으로 나눌 수 있다. 발가락의 관절이 굳어지고 경직된 사람들은 본인의 손과 도구를 사용해서 발가락을 굽히고, 펴 주고, 벌리고, 모으는 스트레칭을 추천한다. 그다음으로는 손이 아닌 발가락 자체의 힘만으로 위아래 움직임과 벌리고 모으는 움직임이 가능해지도록 운동한다.

스트레칭을 통해 발가락 관절들이 풀리고 능동적으로 움직일 수 있게 되면 저항을 주면서 발가락의 근력을 증가시키는 운동이 필요하다. 간단하고 쉬워 보이지만 그 효과는 매우 크다. 발가락 5개가 서로 모여 붙어 있지 않고 사이사이에 충분한 공간이 있으면 발이 지면과 안정적으로 접지하는 면적이 넓어진다. 따라서 발가락이 벌어진 상태로 바닥을 누르는 힘을 키우면 두 발로 서거나 한 발로 섰을 때 안정적인 자세를 유지해 주는 발가락 운동의 효과를 바로 느낄 수 있다.

발가락벌림근 운동이 필요한 경우

- 발가락 정렬이 바깥쪽으로 치우쳐 있는 경우
- 발가락이 서로 붙고, 모여 있는 경우
- 한 발로 설 때 중심 잡기가 어려운 경우

- 한 발로 선 자세에서 발이 불안정하게 위아래로 움직이는 경우

- 발이 불안정하다고 느껴지는 경우

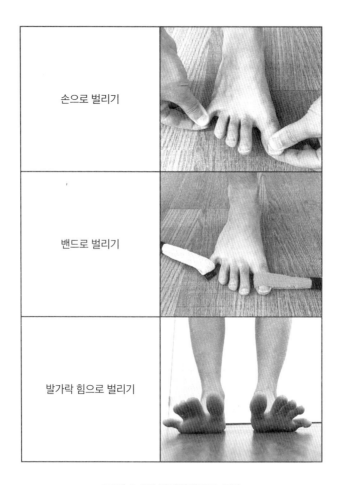

손으로 벌리기	
밴드로 벌리기	
발가락 힘으로 벌리기	

[그림 6-26] 발가락벌림근 운동

발가락굽힘근 운동이 필요한 경우

- 발가락으로 지면을 누르는 힘이 잘 느껴지지 않는 경우

- 발이 지면과 잘 접지되지 않아 불안정하다고 느껴지는 경우

- 발 내측 종아치가 무너져 내린 평발인 경우

- 한 발로 서서 중심 잡기가 어려운 경우

- 한 발로 서 있을 때, 발의 아치가 위아래로 많이 움직여 발이 불안정한 경우

발가락 힘으로 밴드 누르기			
발가락굽힘근 힘으로 타월 또는 밴드 당기기, 구슬 줍기			

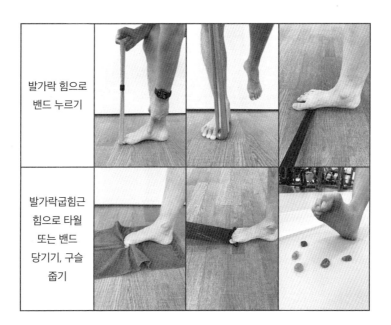

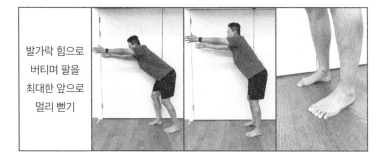

발가락 힘으로
버티며 팔을
최대한 앞으로
멀리 뻗기

[그림 6-27] 발가락굽힘근 운동

발가락신전근 운동이 필요한 경우

- 발가락에 힘을 주고 위로 45도 이상 들어올리지 못하는 경우

- 발등을 위로 들어올리는 힘이 잘 느껴지지 않는 경우

- 발가락을 굽히는 힘이 잘 느껴지지 않는 경우

- 걸을 때 신발코가 거리에 끌리거나 걸리는 경우

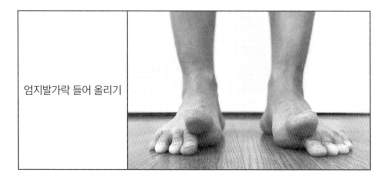

엄지발가락 들어 올리기

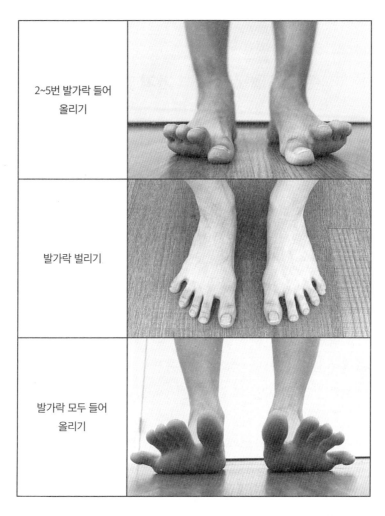

2~5번 발가락 들어 올리기	
발가락 벌리기	
발가락 모두 들어 올리기	

[그림 6-28] 발가락신전근 운동

풋코어 발바닥 피부 감각 신경 운동

앞서 발바닥의 피부 감각 신경이 얼마나 중요한 기능을 하는지 자세히 소개하였다. 그렇다면, 풋코어 신경계 시스템을 구성하는 발바닥 피부의 감각 신경의 기능을 향상하기 위해서는 어떤 운동들이 필요할까?

첫 번째, 발 피부의 미세 촉각과 압력의 감각 신경 개선을 위해서 다양한 돌기 모양의 소도구를 통한 압박이 필요하다. 맨발로 흙산을 걸으며 발바닥을 지압하는 것과 같은 개념이다. 한 영상 매체를 통해 맨발로 흙길을 걸으면 오장육부가 자극되고, 발에는 우리의 뇌와 장기들이 다 모여 있어서 지속적인 압박을 통한 자극은 병든 몸을 낮게 한다는 내용이 텔레비전에 소개된 적이 있었다. 그 이후로, 맨발 걷기를 하는 사람들을 심심치 않게 만날 수 있게 되었다. 흙길을 맨발로 걷는 행위가 바로 지압을 통해 발바닥 피부 감각 신경을 자극하는 대표적인 방법이다. 평평한 지면을 걸어도 괜찮고, 울퉁불퉁한 지면을 걷는 것도 효과적이다. 중요한 것은 발바닥 피부의 감각 신경에 촉각적 자극과 압력을 가하는 것이다. 촉각과 압력을 느끼는 발바닥의 기능은 우리가 두 발 혹은 한 발로 서서 균형을 잡을 때 한쪽으로 힘이 쏠리는 것을 재빨리 감지하여 몸의 중심을 다시 조절하는 핵심적인 역할을 하기 때문이다. 만약 발바닥의 촉각과 압력을 느끼는 감각 신경이 둔화되면, 무게 쏠림이 발생하여 균형을 잃는 상황에 맞닥뜨려도 그것을 바로 잡는 능력이 감소하게 된다. 몸이 이상하게 흔들린다고 느끼거나, 이전보다 균형을 잡는 것이 어렵다면 [그림 6-29]과 같이 발바닥의 감각 신경을 자극하는 운동을 추천한다.

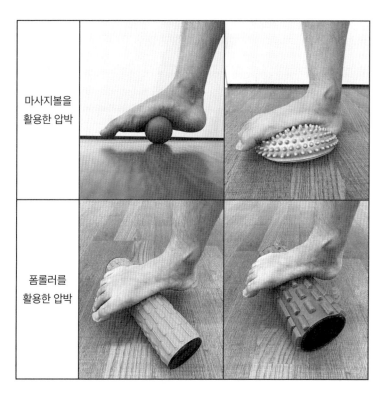

[그림 6-29] 소도구를 활용한 발바닥 감각 신경 자극 운동

두 번째는 발가락을 비롯하여 발바닥 전체에 마사지를 하듯이 연부 조직들을 늘려 주는 스트레칭이다. 발가락을 위로 들어올려서 발바닥의 연부 조직들이 늘어나는 느낌의 스트레칭도 좋고, 반대로 발가락을 아래로 접어 발바닥이 동그랗게 말리는 형태도 좋다. 추가적으로 발뿐만 아니라 발목 관절도 같이 위와 아래로 움직이면서 경직되고 피로해진 연부 조직들을 풀어 주고 이완시켜 주는 것이 핵심이다.

세 번째는 전신 진동기 혹은 국소 진동 건을 통해서 발 피부에 진동을 가하는 것이다. 전신 진동기 치료의 경우 말초신경병증인 당뇨발 질환의 발 통증 감소와 말초신경계 자극 등 증상 완화를 위해 효과적으로 사용되고 있고 관련 연구들도 그 효과를 입증하고 있다. 한편, 노화로 인해서 퇴행하는 발의 기능 중 하나가 미세진동촉각vibrotactile을 감지하는 능력이다. 아주 미세한 주파수의 진동을 발 피부에 가했을 때, 진동이 있음에도 불구하고 이를 느끼지 못하는 것이다. 건강한 발의 감각 신경 기능을 유지하거나 회복하려면 진동기 자극을 주 2~3회, 회당 5~15분 정도로 주는 것을 추천한다.

네 번째는 발가락, 발, 발목의 관절들이 잘 움직이게 하는 관절가동술 운동이다. 관절가동술은 물리 치료에서 주로 사용하는 치료법이다. 하지만, 특별한 발 질환이 없는 경우 집에서도 혼자서 얼마든지 관절가동술을 할 수 있다. 관절가동술은 발가락, 발, 발목을 구성하는 다양한 연부 조직들의 구성 물질이 변화하면서 잘 늘어나고 다시 원래의 모양으로 돌아오는 점탄성 기능이 감소했을 때 필요한 운동이다. 노화가 일어나면 관절을 구성하는 조직들의 물질 성분들이 변화하게 된다. 나이가 들어서 피부에 주름이 가고 탄력을 잃어버리는 것과 마찬가지다. 발가락, 발, 발목 관절이 뻣뻣하고 경직되어 있으며, 자유롭게 움직이지 못하는 경우 관절가동술 운동이 필요하다. 통상적으로 관절가동술은 발가락, 발, 발목의 다양한 뼈들로 구성된 관절을 유연하게 만들어 주는 스트레칭이라고 생각하면 된다. 주의할 것은 발가락과 발, 발목은 다양한 관절로 구성되어 있기 때문에 단순한 종아리 스트레칭으로 여겨서는 안 되고 발이 3차원의 다양한 방향으로 잘 움직일 수 있게 관절가동술을 적용하는 것이 핵심이다.

다섯 번째는 신경가동술이다. 신경가동술은 앞서 언급한 관절가동술과 개념 자체는 비슷하다. 발의 감각 신경과 운동 신경을 스트레칭하는 것이다. 근육을 늘리고 관절의 유연성을 증가시키는 것이 일반적으로 알고 있는 스트레칭이라면, 신경가동술은 하지에 연결된 다양한 신경들을 움직이는 스트레칭과도 같다. 신경가동술은 물리 치료학적으로 다양한 근골격계 질환과 신경계 질환에 널리 사용되고 있다.

발바닥 피부 감각 신경 운동이 필요한 경우

- 발 아치가 무너지고 평발이 되어 발바닥 피부의 신경과 모세혈관
  이 과도하게 압박된 경우

- 발의 순환이 잘 되지 않아 부어 있고 피부의 감각이 무뎌진 경우

- 발 피부에서 외부의 자극이 둔하게 느껴지는 경우

- 발가락, 발, 발목 움직임이 경직되고 제한된 경우

- 발의 통증, 불편함, 피로감, 경직이 있는 경우

- 균형 잡기와 자세 조절이 어려운 경우

- 보행 시에 중심을 잡는 것이 어려운 경우

고관절 운동

　건강한 발을 만드는 요인들은 복잡하고 다양하다. 대다수는 발 자체에 기인하지만, 특이하게 발관절의 기능에 크게 영향을 주는 것이 고관절 기능이다. 발은 서고, 걷고, 뛰며 움직일 때 몸의 균형을 조절해서 넘어지지 않게 도와주는 감각 신경의 기능을 담당한다. 발은 또한 지면에서 오는 충격량을 흡수하고 다른 관절에 전이시켜 주며, 앞으로 나아가는 추진력을 발생시킨다. 이처럼 발이 다양한 기능들을 할 수 있도록 조력하는 임무를 고관절이 한다.

　발바닥의 피부 감각 신경 저하 혹은 풋코어 시스템의 문제로 발 아치의 구조적 정렬 이상이 생기면 특히 한 발 서기 자세에서 균형을 유지하는 게 어려워진다. 스위스 제네바의 라라 알렛 박사는 한 발 서기 시간에 나이보다 더 큰 영향을 주는 요인이 고관절의 근력과 고유 수용성 감각이라고 밝혔다. 이 연구에서는 고관절의 근력과 고유 수용성 감각을 통해 한 발 서기 시간을 73%의 정확도로 예측할 수 있다는 결론을 내었다.

　특히나, 한 발 균형 잡기의 경우 앞뒤의 움직임보다 측면의 자세를 유지하는 근육들의 조절 기능이 매우 중요하다. 고관절의 측면 안정성을 담당하는 근육은 중둔근, 소둔근, 심부 고관절 외회전근이 있으며, 발의 측면 안정성을 담당하는 근육은 장비골근과 단비골근이 있다. 보행 중 몸의 측면 안정성을 연구한 콜럼 맥키넌 Colum MacKinnon과 데이비드 윈터David Winter의 연구에 따르면 측면 척추기립근과 고관절벌림근이 발목의 안정성에 크게 기여하는 것으로 나타났다. 이 연구는 앞서 소개한 고관절의 측면 안정성이 발의 기능에 매우 중요한 요소임을 나타낸다. 따라서, 몸에서 가장 크기가 큰 근육들이 모여 있는 고관절과 골반에 있는 근육들의 운동은 발의 건강을 유지하고 회복하기 위해서 필수적이다. 이 부위를 운동으로 강화하면 발에서 발생하는 회전 변형, 즉 발 아치 무너짐을 예방하고, 또한 무릎이 안쪽으로 모이며 회전하는 현상도 줄일 수 있다.

고관절 운동이 필요한 경우

- 양발 서기 자세에서 불안정함을 느끼거나 몸의 흔들림이 있는 경우
- 한 발 서기 자세를 최소 15초 이상 유지하지 못하는 경우
- 발 내측 종아치가 무너져 평발인 경우
- 양 무릎이 모아지거나, 벌어져 있는 경우
- 발이 지면에 안정적으로 고정되지 못하고 흔들리는 경우
- 균형을 잡기가 점점 어려워진다는 느낌이 드는 경우

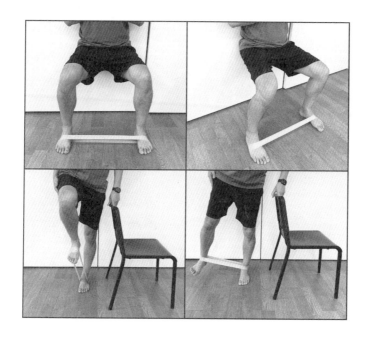

[그림 6-30] 고관절 밴드 운동

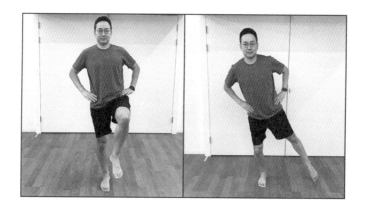

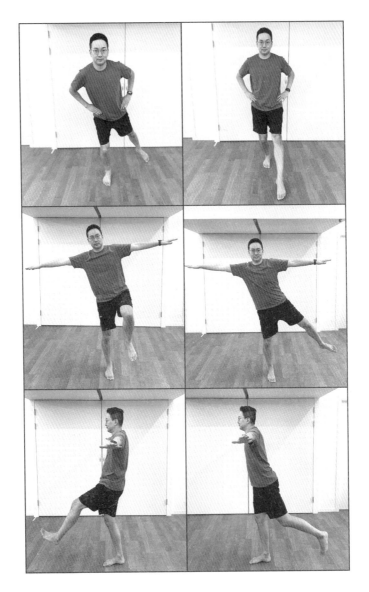

[그림 6-31] 균형 감각 밸런스 운동

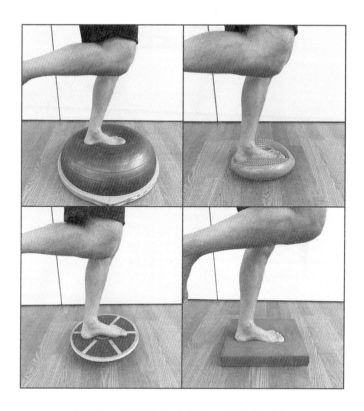

[그림 6-32] 불안정한 지면의 소도구 밸런스 운동

참고 문헌

1장

Holowka NB, Lieberman DE. Rethinking the evolution of the human foot: insights from experimental research. J Exp Biol. 2018;221(Pt 17):jeb174425. Published 2018 Sep 6. doi:10.1242/jeb.174425

Sockol MD, Raichlen DA, Pontzer H. Chimpanzee locomotor energetics and the origin of human bipedalism. Proc Natl Acad Sci U S A. 2007;104(30):12265-12269. doi:10.1073/pnas.0703267104

Holowka NB, O'Neill MC, Thompson NE, Demes B. Chimpanzee and human midfoot motion during bipedal walking and the evolution of the longitudinal arch of the foot. J Hum Evol. 2017;104:23-31. doi:10.1016/j.jhevol.2016.12.002

McNutt EJ, Zipfel B, DeSilva JM. The evolution of the human foot. Evol Anthropol. 2018;27(5):197-217. doi:10.1002/evan.21713

Asghar A, Naaz S. The transverse arch in the human feet: A narrative review of its evolution, anatomy, biomechanics and clinical implications. Morphologie. 2022;106(355):225-234. doi:10.1016/j.morpho.2021.07.005

Venkadesan M, Yawar A, Eng CM, et al. Stiffness of the human foot and evolution of the transverse arch. Nature. 2020;579(7797):97-100. doi:10.1038/s41586-020-2053-y

Lichtwark GA, Kelly LA. Ahead of the curve in the evolution of human feet. Nature. 2020;579(7797):31-32. doi:10.1038/d41586-020-00472-z

Sichting F, Ebrecht F. The rise of the longitudinal arch when sitting, standing, and walking: Contributions of the windlass mechanism. PLoS One. 2021;16(4):e0249965. Published 2021 Apr 8. doi:10.1371/journal.pone.0249965

Fuller EA. The windlass mechanism of the foot. A mechanical model to explain pathology. J Am Podiatr Med Assoc. 2000;90(1):35-46. doi:10.7547/87507315-90-1-35

Farris DJ, Birch J, Kelly L. Foot stiffening during the push-off phase of human walking is linked to active muscle contraction, and not the windlass mechanism. J R Soc Interface. 2020;17(168):20200208. doi:10.1098/rsif.2020.0208

Behling AV, Rainbow MJ, Welte L, Kelly L. Chasing footprints in time - reframing our understanding of human foot function in the context of current evidence and emerging insights. Biol Rev Camb Philos Soc. 2023;98(6):2136-2151. doi:10.1111/brv.12999

Kamasaki T, Otao H, Hachiya M, et al. Association between Toe Pressure Strength in the Standing Position and Maximum Walking Speed in Older Adults. Ann Geriatr Med Res. 2023;27(4):338-345. doi:10.4235/agmr.23.0113

Kamasaki T, Tabira T, Hachiya M, et al. Comparison of toe pressure strength in the standing position and toe grip strength in association with the presence of assistance in standing up: a cross-sectional study in community-dwelling older adults. Eur Geriatr Med. 2023;14(3):429-438. doi:10.1007/s41999-023-00776-z

Kamasaki T, Tabira T, Suenaga T, et al. Association between toe pressure strength in the standing position and postural control capability in healthy adults. Gait Posture. 2023;103:86-91. doi:10.1016/j.gaitpost.2023.04.015

Misu S, Doi T, Asai T, et al. Association between toe flexor strength and spatiotemporal gait parameters in community-dwelling older people. J Neuroeng Rehabil. 2014;11:143. Published 2014 Oct 8. doi:10.1186/1743-0003-11-143

Mickle KJ, Angin S, Crofts G, Nester CJ. Effects of Age on Strength and Morphology of Toe Flexor Muscles. J Orthop Sports Phys Ther. 2016;46(12):1065-1070. doi:10.2519/jospt.2016.6597

Latey PJ, Burns J, Hiller CE, Nightingale EJ. Relationship between foot pain, muscle strength and size: a systematic review. Physiotherapy. 2017;103(1):13-20. doi:10.1016/j.physio.2016.07.006

Quinlan S, Fong Yan A, Sinclair P, Hunt A. The evidence for improving balance by strengthening the toe flexor muscles: A systematic review. Gait Posture. 2020;81:56-66. doi:10.1016/j.gaitpost.2020.07.006

Hubbard-Turner T, Turner MJ. Physical Activity Levels in College Students With Chronic Ankle Instability. J Athl Train. 2015;50(7):742-747. doi:10.4085/1062-6050-50.3.05

2장

Viseux FJF. The sensory role of the sole of the foot: Review and update on clinical perspectives. Neurophysiol Clin. 2020;50(1):55-68. doi:10.1016/j.neucli.2019.12.003

Corniani G, Saal HP. Tactile innervation densities across the whole body. J Neurophysiol. 2020;124(4):1229-1240. doi:10.1152/jn.00313.2020

Strzalkowski ND, Mildren RL, Bent LR. Thresholds of cutaneous afferents related to perceptual threshold across the human foot sole. J Neurophysiol. 2015;114(4):2144-2151. doi:10.1152/jn.00524.2015

Machado ÁS, Bombach GD, Duysens J, Carpes FP. Differences in foot sensitivity and plantar pressure between young adults and elderly. Arch Gerontol Geriatr. 2016;63:67-71. doi:10.1016/j.archger.2015.11.005

Viseux F, Lemaire A, Barbier F, Charpentier P, Leteneur S, Villeneuve P. How can the stimulation of plantar cutaneous receptors improve postural control? Review and clinical commentary. Neurophysiol Clin. 2019;49(3):263-268. doi:10.1016/j.neucli.2018.12.006

Strzalkowski NDJ, Peters RM, Inglis JT, Bent LR. Cutaneous afferent innervation of the human foot sole: what can we learn from single-unit recordings?. J Neurophysiol. 2018;120(3):1233-1246. doi:10.1152/jn.00848.2017

Ferguson OW, Polskaia N, Tokuno CD. The effects of foot cooling on postural muscle responses to an unexpected loss of balance. Hum Mov Sci. 2017;54:240-247. doi:10.1016/j.humov.2017.05.008

Unver B, Bek N. Plantar sensation, plantar pressure, and postural stability alterations and effects of visual status in older adults. Somatosens Mot Res. 2022;39(1):55-61. doi:10.1080/08990220.2021.1994940

Wynands, B., Zippenfennig, C., Holowka, N. B., Lieberman, D. E., & Milani, T. L. (2022). Does plantar skin abrasion affect cutaneous mechanosensation? Physiological Reports, 10, e15479. https://doi.org/10.14814/phy2.15479

Mildren RL, Yip MC, Lowrey CR, Harpur C, Brown SHM, Bent LR. Ageing reduces light touch and vibrotactile sensitivity on the anterior lower leg and foot dorsum. Exp Gerontol. 2017;99:1-6. doi:10.1016/j.exger.2017.09.007

Song K, Kang TK, Wikstrom EA, Jun HP, Lee SY. Effects of reduced plantar cutaneous sensation on static postural control in individuals with and without chronic ankle instability. J Sci Med Sport. 2017;20(10):910-914. doi:10.1016/j.jsams.2016.04.011

Lowrey CR, Strzalkowski ND, Bent LR. Cooling reduces the cutaneous afferent firing response to vibratory stimuli in glabrous skin of the human foot sole. J Neurophysiol. 2013;109(3):839-850. doi:10.1152/jn.00381.2012

Kusagawa Y, Kurihara T, Imai A, et al. Toe flexor strength is associated with mobility in older adults with pronated and supinated feet but not with neutral feet. J Foot Ankle Res. 2020;13(1):55. Published 2020 Sep 11. doi:10.1186/s13047-020-00422-y

Mickle KJ, Angin S, Crofts G, Nester CJ. Effects of Age on Strength and Morphology of Toe Flexor Muscles. J Orthop Sports Phys Ther. 2016;46(12):1065-1070. doi:10.2519/jospt.2016.6597

McKeon PO, Hertel J, Bramble D, Davis I. The foot core system: a new paradigm for understanding intrinsic foot muscle function. Br J Sports Med. 2015;49(5):290. doi:10.1136/bjsports-2013-092690

Akuthota V, Ferreiro A, Moore T, Fredericson M. Core stability exercise principles. Curr Sports Med Rep. 2008;7(1):39-44. doi:10.1097/01. CSMR.0000308663.13278.69

Kibler WB, Press J, Sciascia A. The role of core stability in athletic function. Sports Med. 2006;36(3):189-198. doi:10.2165/00007256-200636030-00001

Panjabi MM. Clinical spinal instability and low back pain. J Electromyogr Kinesiol. 2003;13(4):371-379. doi:10.1016/s1050-6411(03)00044-0

Panjabi MM. The stabilizing system of the spine. Part I. Function, dysfunction, adaptation, and enhancement. J Spinal Disord. 1992;5(4):383-397. doi:10.1097/00002517-199212000-00001

Panjabi MM. The stabilizing system of the spine. Part II. Neutral zone and instability hypothesis. J Spinal Disord. 1992;5(4):390-397. doi:10.1097/00002517-199212000-00002

Venkadesan M, Yawar A, Eng CM, et al. Stiffness of the human foot and evolution of the transverse arch. Nature. 2020;579(7797):97-100. doi:10.1038/s41586-020-2053-y

Tosovic D, Ghebremedhin E, Glen C, Gorelick M, Mark Brown J. The architecture and contraction time of intrinsic foot muscles. J Electromyogr Kinesiol. 2012;22(6):930-938. doi:10.1016/j.jelekin.2012.05.002

Ridge ST, Rowley KM, Kurihara T, McClung M, Tang J, Reischl S, Kulig K. Contributions of Intrinsic and Extrinsic Foot Muscles during Functional Standing Postures. Biomed Res Int. 2022 May 5;2022:7708077. doi: 10.1155/2022/7708077. PMID: 35572731; PMCID: PMC9098302.

Glasoe WM. Treatment of Progressive First Metatarsophalangeal Hallux Valgus Deformity: A Biomechanically Based Muscle-Strengthening Approach. J Orthop Sports Phys Ther. 2016;46(7):596-605. doi:10.2519/jospt.2016.6704

Gooding TM, Feger MA, Hart JM, Hertel J. Intrinsic Foot Muscle Activation During Specific Exercises: A T2 Time Magnetic Resonance Imaging Study. J Athl Train. 2016;51(8):644-650. doi:10.4085/1062-6050-51.10.07

Tong JW, Kong PW. Association between foot type and lower extremity injuries: systematic literature review with meta-analysis. J Orthop Sports Phys Ther. 2013;43(10):700-714. doi:10.2519/jospt.2013.4225

Buldt AK, Murley GS, Butterworth P, Levinger P, Menz HB, Landorf KB. The relationship between foot posture and lower limb kinematics during walking: A systematic review [published correction appears in Gait Posture.

2014 Sep;40(4):735-6]. Gait Posture. 2013;38(3):363-372. doi:10.1016/
j.gaitpost.2013.01.010

Buldt AK, Allan JJ, Landorf KB, Menz HB. The relationship between foot
posture and plantar pressure during walking in adults: A systematic review. Gait
Posture. 2018;62:56-67. doi:10.1016/j.gaitpost.2018.02.026

Tsai LC, Yu B, Mercer VS, Gross MT. Comparison of different structural foot
types for measures of standing postural control. J Orthop Sports Phys Ther.
2006;36(12):942-953. doi:10.2519/jospt.2006.2336

Hertel J, Gay MR, Denegar CR. Differences in Postural Control During Single-
Leg Stance Among Healthy Individuals With Different Foot Types. J Athl Train.
2002;37(2):129-132.

Kim JA, Lim OB, Yi CH. Difference in static and dynamic stability between
flexible flatfeet and neutral feet. Gait Posture. 2015;41(2):546-550. doi:10.1016/
j.gaitpost.2014.12.012

Cobb SC, Tis LL, Johnson BF, Higbie EJ. The effect of forefoot varus on
postural stability. J Orthop Sports Phys Ther. 2004;34(2):79-85. doi:10.2519/
jospt.2004.34.2.79

Cote KP, Brunet ME, Gansneder BM, Shultz SJ. Effects of Pronated and
Supinated Foot Postures on Static and Dynamic Postural Stability. J Athl Train.
2005;40(1):41-46.

Beelen PE, Kingma I, Nolte PA, van Dieën JH. The effect of foot type, body
length and mass on postural stability. Gait Posture. 2020;81:241-246. doi:10.1016/
j.gaitpost.2020.07.148

Menz HB, Dufour AB, Riskowski JL, Hillstrom HJ, Hannan MT. Foot posture,
foot function and low back pain: the Framingham Foot Study. Rheumatology
(Oxford). 2013;52(12):2275-2282. doi:10.1093/rheumatology/ket298

Duval K, Lam T, Sanderson D. The mechanical relationship between the
rearfoot, pelvis and low-back. Gait Posture. 2010;32(4):637-640. doi:10.1016/
j.gaitpost.2010.09.007

Menz HB, Dufour AB, Riskowski JL, Hillstrom HJ, Hannan MT. Association of planus foot posture and pronated foot function with foot pain: the Framingham foot study. Arthritis Care Res (Hoboken). 2013;65(12):1991-1999. doi:10.1002/acr.22079

Redmond AC, Crane YZ, Menz HB. Normative values for the Foot Posture Index. J Foot Ankle Res. 2008;1(1):6. Published 2008 Jul 31. doi:10.1186/1757-1146-1-6

Hillstrom HJ, Song J, Kraszewski AP, et al. Foot type biomechanics part 1: structure and function of the asymptomatic foot. Gait Posture. 2013;37(3):445-451. doi:10.1016/j.gaitpost.2012.09.007

Redmond AC, Crosbie J, Ouvrier RA. Development and validation of a novel rating system for scoring standing foot posture: the Foot Posture Index. Clin Biomech (Bristol, Avon). 2006;21(1):89-98. doi:10.1016/j.clinbiomech.2005.08.002

Wang K, Kim S, Song T, Bae S, Park H, Son SJ. Sex-specific poor physical performance in Korean community-dwelling older adults. Exp Gerontol. 2024 Dec;198:112636. doi: 10.1016/j.exger.2024.112636

3장

Cronin NJ. The effects of high heeled shoes on female gait: a review. Journal of electromyography and kinesiology. 2014 Apr 1;24(2):258-63.

Rolf C. Overuse injuries of the lower extremity in runners. Scandinavian journal of medicine & science in sports. 1995 Aug;5(4):181-90.

Rossi WA. Footwear: the primary cause of foot disorders. Podiatry Management. 2001 Feb;2(2001):129-38.

Hollander K, De Villiers JE, Sehner S, Wegscheider K, Braumann KM, Venter R, Zech A. Growing-up (habitually) barefoot influences the development of foot and arch morphology in children and adolescents. Scientific reports. 2017 Aug 14;7(1):8079.

Branthwaite H, Chockalingam N. Everyday footwear: an overview of what we know and what we should know on ill-fitting footwear and associated pain and pathology. The Foot. 2019 Jun 1;39:11-4.

Kurup HV, Clark CI, Dega RK. Footwear and orthopaedics. Foot and Ankle Surgery. 2012 Jun 1;18(2):79-83.

Bernardes RA, Caldeira S, Parreira P, Sousa LB, Apóstolo J, Almeida IF, Santos-Costa P, Stolt M, Guardado Cruz A. Foot and ankle disorders in nurses exposed to prolonged standing environments: a scoping review. Workplace Health & Safety. 2023 Mar;71(3):101-16.

Odebiyi DO, Okafor UA. Musculoskeletal disorders, workplace ergonomics and injury prevention. InErgonomics-new insights 2023 Feb 8. IntechOpen.

Parashar U, Khalid S, Kumar Y. The Influence of Foot Orthotic Interventions on Workplace Ergonomics. International Journal of Health Sciences and Research. 2020 Jul;10(7).

Anderson J, Williams AE, Nester C. An explorative qualitative study to determine the footwear needs of workers in standing environments. Journal of foot and ankle research. 2017 Dec;10:1-0.

Pol F, Baharlouei H, Taheri A, Menz HB, Forghany S. Foot and ankle biomechanics during walking in older adults: A systematic review and meta-analysis of observational studies. Gait & posture. 2021 Sep 1;89:14-24.

Huang YP, Peng HT, Wang X, Chen ZR, Song CY. The arch support insoles show benefits to people with flatfoot on stance time, cadence, plantar pressure and contact area. PloS one. 2020 Aug 20;15(8):e0237382.

Ng KG, Mantovani G, Modenese L, Beaulé PE, Lamontagne M. Altered walking and muscle patterns reduce hip contact forces in individuals with symptomatic cam femoroacetabular impingement. The American Journal of Sports Medicine. 2018 Sep;46(11):2615-23.

van Der Merwe C, Shultz SP, Colborne GR, Fink PW. Foot muscle strengthening and lower limb injury prevention. Research Quarterly for Exercise and Sport. 2021 Jul 3;92(3):380-7.

4장

Stolt M, Gattinger H, Boström C, Suhonen R. Foot health educational interventions for patients and healthcare professionals: A scoping review. Health Education Journal. 2020 Jun;79(4):390-416.

Fukuchi CA, Fukuchi RK, Duarte M. Effects of walking speed on gait biomechanics in healthy participants: a systematic review and meta-analysis. Systematic reviews. 2019 Dec;8:1-1.

Meng Y, Yang L, Jiang XY, Wu A, Gu YD. The effectiveness of personalized custom insoles on foot loading redistribution during walking and running. Journal of Biomimetics, Biomaterials and Biomedical Engineering. 2020 Mar 27;44:1-8.

Van Alsenoy K, Van Der Linden ML, Girard O, Santos D. Increased footwear comfort is associated with improved running economy–a systematic review and meta-analysis. European Journal of Sport Science. 2023 Jan 2;23(1):121-33.

Short SM, Short GM. Rehabilitating the Elite Athlete with Ligamentous Injury of the Foot and Ankle. In Ligamentous Injuries of the Foot and Ankle: Diagnosis, Management and Rehabilitation 2022 Sep 14 (pp. 47-59). Cham: Springer International Publishing.

Severin AC, Gean RP, Barnes SG, Queen R, Butler RJ, Martin R, Barnes CL, Mannen EM. Effects of a corrective heel lift with an orthopaedic walking boot on joint mechanics and symmetry during gait. Gait & posture. 2019 Sep 1;73:233-8.

Knapik JJ, Trone DW, Tchandja J, Jones BH. Injury-reduction effectiveness of prescribing running shoes on the basis of foot arch height: summary of military investigations. journal of orthopaedic & sports physical therapy. 2014 Oct;44(10):805-12.

Nam C, Yang J, Kwon W. Sustainable Footwear in Outdoor Sportswear Industries: An Effect of Recycled Fabric Configuration on a Thermal Sensation Model in the Foot. Research in Dance and Physical Activity. 2022 Dec;6(3):1-6.

Rukmini PG, Hegde RB, Basavarajappa BK, Bhat AK, Pujari AN, Gargiulo GD, Gunawardana U, Jan T, Naik GR. Recent Innovations in Footwear and the Role of Smart Footwear in Healthcare—A Survey. Sensors. 2024 Jul 2;24(13):4301.

Mai P, Robertz L, Robbin J, Bill K, Weir G, Kurz M, Trudeau MB, Hollander K, Hamill J, Willwacher S. Towards functionally individualised designed footwear recommendation for overuse injury prevention: a scoping review. BMC sports science, medicine and rehabilitation. 2023 Nov 11;15(1):152.

CEN X. Stiffness-Related Coupling Analysis of the Biomechanical Functions of the Human Foot-Ankle Complex. 2023.

Bricarell KM. Biomechanical and comfort analyses on the use of commercial insoles while walking and running (Master's thesis, Iowa State University). 2022.

Bonanno DR, Murley GS, Munteanu SE, Landorf KB, Menz HB. Effectiveness of foot orthoses for the prevention of lower limb overuse injuries in naval recruits: a randomised controlled trial. British Journal of Sports Medicine. 2018 Mar 1;52(5):298-302.

de Jong LA, Kerkum YL, Altmann VC, Geurts AC, Keijsers NL. Effects of orthopedic footwear on postural stability and walking in individuals with Hereditary Motor. Effects of lower limb orthotic devices in people with neurological disorders. 2023;94:69.

Bricarell KM. Biomechanical and comfort analyses on the use of commercial insoles while walking and running (Master's thesis, Iowa State University). 2022.

Landorf KB, Keenan AM, Herbert RD. Effectiveness of foot orthoses to treat plantar fasciitis: a randomized trial. Archives of internal medicine. 2006 Jun 26;166(12):1305-10.

Menz HB, Auhl M, Tan JM, Levinger P, Roddy E, Munteanu SE. Effectiveness of foot orthoses versus rocker-sole footwear for first metatarsophalangeal joint osteoarthritis: randomized trial. Arthritis care & research. 2016 May;68(5):581-9.

Butler RJ, Hamill J, Davis I. Effect of footwear on high and low arched runners' mechanics during a prolonged run. Gait & posture. 2007 Jul 1;26(2):219-25.

Nawoczenski DA, Cook TM, Saltzman CL. The effect of foot orthotics on three-dimensional kinematics of the leg and rearfoot during running. Journal of orthopaedic & sports physical therapy. 1995 Jun;21(6):317-27.

Nawoczenski DA, Cook TM, Saltzman CL. The effect of foot orthotics on three-dimensional kinematics of the leg and rearfoot during running. Journal of orthopaedic & sports physical therapy. 1995 Jun;21(6):317-27.

6장

Kulig K, Reischl SF, Pomrantz AB, et al. Nonsurgical management of posterior tibial tendon dysfunction with orthoses and resistive exercise: a randomized controlled trial. Phys Ther. 2009;89(1):26-37. doi:10.2522/ptj.20070242

Kulig K, Burnfield JM, Requejo SM, Sperry M, Terk M. Selective activation of tibialis posterior: evaluation by magnetic resonance imaging. Med Sci Sports Exerc. 2004;36(5):862-867. doi:10.1249/01.mss.0000126385.12402.2e

Naruse M, Trappe S, Trappe TA. Human skeletal muscle-specific atrophy with aging: a comprehensive review. J Appl Physiol (1985). 2023;134(4):900-914. doi:10.1152/japplphysiol.00768.2022

Murley GS, Buldt AK, Trump PJ, Wickham JB. Tibialis posterior EMG activity during barefoot walking in people with neutral foot posture. J Electromyogr Kinesiol. 2009;19(2):e69-e77. doi:10.1016/j.jelekin.2007.10.002

Dejong AF, Koldenhoven RM, Hertel J. Proximal Adaptations in Chronic Ankle Instability: Systematic Review and Meta-analysis. Med Sci Sports Exerc. 2020;52(7):1563-1575. doi:10.1249/MSS.0000000000002282

Allet L, Kim H, Ashton-Miller J, De Mott T, Richardson JK. Frontal plane hip and ankle sensorimotor function, not age, predicts unipedal stance time. Muscle Nerve. 2012;45(4):578-585. doi:10.1002/mus.22325

MacKinnon CD, Winter DA. Control of whole body balance in the frontal plane during human walking. J Biomech. 1993;26(6):633-644. doi:10.1016/0021-9290(93)90027-c

스포츠의학으로 읽는 발의 과학
족부 질환 예방과 발 운동의 모든 것

초판 발행일   2025년 2월 25일
1판 2쇄   2025년 3월 10일
펴낸곳   현익출판
발행인   현호영
지은이   손성준, 이재훈
편 집   황현아
디자인   강지연
주 소   서울특별시 마포구 월드컵북로58길 10, 더팬빌딩 9층
팩 스   070.8224.4322

ISBN   979-11-93217-96-2

좋은 아이디어와 제안이 있으시면 출판을 통해 더 많은 사람에게 영향을 미치시길 바랍니다.
✉ uxreviewkorea@gmail.com